食物激活免疫力

胡献国　主编

青岛出版集团 | 青岛出版社

图书在版编目（ＣＩＰ）数据

食物激活免疫力 / 胡献国主编 . —— 青岛：
青岛出版社 , 2021.5
ISBN 978-7-5552-9493-1

Ⅰ . ①食… Ⅱ . ①胡… Ⅲ . ①食物疗法 - 食
谱 Ⅳ . ① R247.1 ② TS972.161

中国版本图书馆 CIP 数据核字 (2020) 第 221927 号

编委会

主编：胡献国
编委：胡　晧　望　华　陈　翔　李海波
　　　刘海军　卢晓楠　常　梦

书　　　名	食物激活免疫力
主　　　编	胡献国
出版发行	青岛出版社
社　　　址	青岛市海尔路 182 号（266061）
本社网址	http://www.qdpub.com
邮购电话	0532-68068091
责任编辑	郑万萍
照　　　排	光合时代
印　　　刷	青岛新华印刷有限公司
出版日期	2021 年 5 月第 1 版　2023 年 9 月第 1 版第 2 次印刷
开　　　本	16 开（170 mm × 240 mm）
印　　　张	10
字　　　数	100 千
图　　　数	78 幅
书　　　号	ISBN 978-7-5552-9493-1
定　　　价	39.80 元

编校印装质量、盗版监督服务电话 4006532017　　　0532-68068050
建议陈列类别：医学保健类

Preface 前言

————————————————————————

　　2020年，新型冠状病毒肆虐全球。疫病无情人有情，万众一心斗瘟疫。在党中央的英明领导下，在全国人民的积极支持下，在医务人员的舍生救护下，在科技人员的不懈努力下，山河无恙，国泰民安，打赢这场没有硝烟的战争，取得了阶段性成果。

　　新型冠状病毒感染为乙类传染病，人群普遍易感，随着新冠病毒不断变异，奥密克戎毒株成为主要流行株后，病毒致病力减弱，感染后主要表现为咳嗽、发热、咽痛等，仅有少部分感染者会进展为肺炎。机体抵抗病毒主要依靠的是自身免疫系统。对普通人群而言，改善免疫力最有效的办法之一便是吃对食物。

　　在新型冠状病毒感染的治疗和恢复过程中，中医（包括中医食物疗法）发挥着重要作用。例如，中医运用清肺排毒汤救治患者，总有效率达90%以上。在利用清肺排毒汤治疗新冠感染时，医生会建议服药后加服大米汤半碗或一碗。中医认为，大米汤有补中益气、除烦止渴之功。新型冠状病毒感染患者脾胃亏虚，肺津受损，服清肺排毒汤后加喝米汤，可保护胃气，补充津液以助药力，减少药物对胃肠的刺激。

在历代中医典籍中也可觅得食物防疫之法。如古人提倡，凡遇瘟疫盛行之时，出入可食姜蒜。明代李时珍所著《本草纲目》记载，凡早行山行，宜含一块生姜，不犯雾露清湿之气，以及山岚不正之邪。就是说，生姜是一种很好的改善免疫力的食品。

大多数新型冠状病毒感染患者在出院后，仍然会不同程度地出现气短、乏力、食欲不振、胃胀、便溏等肺脾亏虚的症状，免疫力仍然比较低下，容易被其他病毒或细菌感染，因此要注意防护，提升机体免疫力。

有感于此，笔者遍览食疗诸书，广搜博辑，斟酌筛选，结合现代医学研究进展，编著了这本《食物激活免疫力》，奉献给广大读者，使广大读者足不出户便能"按图索骥"，选食疗疾，改善免疫力，维护身体健康。

由于作者水平有限，书中错误在所难免，敬请各位读者批评指正。

胡献国

Contents　目录

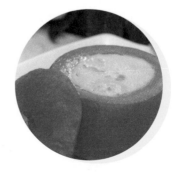

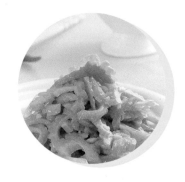

第三章　提高五脏抗病力食疗方

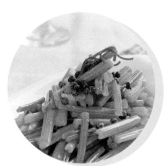

第四章　不同体质人群提高免疫力食疗方

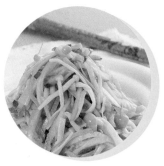

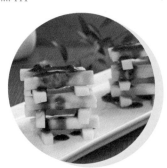

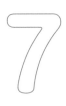

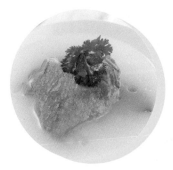

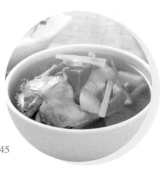

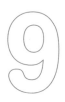

附录

第一章

概述

Chapter 1

一、什么是免疫力

免疫力是指机体识别和清除外来入侵抗原及体内突变或衰老细胞，维持机体内环境稳定的能力。

● **非特异性免疫**

非特异性免疫，又称先天性免疫、固有免疫，是人一生下来就具有的。非特异性免疫和特异性免疫都是人类在漫长进化过程中获得的一种遗传特性。

● **特异性免疫**

特异性免疫，又称获得性免疫、适应性免疫，是经后天感染（病愈或无症状的感染）或人工预防接种（菌苗、疫苗、类毒素、免疫球蛋白等）而使机体获得抵抗感染的能力。如接种乙肝疫苗预防乙肝，接种流感疫苗预防流感，等等。特异性免疫具有特异性，能抵抗同一种微生物的重复感染，不能遗传。

免疫力是一把双刃剑。当免疫力低下时，机体容易招致细菌、病毒感染，发生各种疾病。当免疫力超常时，机体对身体外部的物质反应过度，引起排斥，这就是通常所说的"过敏"，可引发过敏反应、自身免疫疾病等。

当免疫力低下时，我们应通过各种方法，提高机体免疫力，防范细菌、病毒侵袭。当免疫力超常时，应积极治疗，使其维持在正常范围。

二、什么是抵抗力

抵抗力是指在中枢神经系统的控制下，人体的各个系统分工合作，密切配合，保证人体生命活动正常进行的能力。抵抗力是机体抵抗环境因素（包括生物的和非生物的）的能力，免疫力是机体识别和清除病原微生物的能力，二者互相配合，保证人体生命活动的正常进行。

三、人体的防御屏障

人体有三道防线，共同抵抗病毒、细菌的侵袭。

第一道防线由皮肤、黏膜及其分泌物构成，皮肤、黏膜不仅能够阻挡病原体侵入人体，而且它们的分泌物（如乳酸、脂肪酸、胃酸和酶等）还有杀菌的作用。

第二道防线由机体体液中的杀菌物质（如溶菌酶）和吞噬细胞构成。

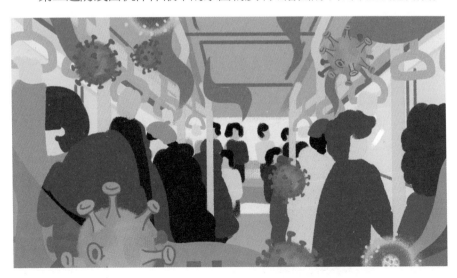

这两道防线具有天然防御功能，对多种病原体都有防御作用。

第三道防线是由免疫器官（扁桃体、淋巴结、胸腺、骨髓和脾等）和免疫细胞（淋巴细胞、巨噬细胞、粒细胞、肥大细胞等）借助血液循环和淋巴循环而组成的。这道防线是机体在出生以后逐渐建立起来的，具有后天防御功能，只针对某一特定的病原体或异物起作用。

四、食物激活免疫力

提升免疫力以食养为佳。《黄帝内经》言"五谷为养，五果为助，五畜为益，五菜为充"，通过居家食养调理，可提升人体免疫力，增强人体抗病能力。

（一）提升免疫力吃什么

●**蛋白质**

蛋白质是构成细胞的基本有机物，是生命活动的主要承担者，是构成免疫系统的基本物质。蛋白质缺乏对免疫功能影响极大。富含蛋白质的食物包括瘦肉、鱼肉、乳制品和大豆制品等。

●**脂肪**

脂肪是生物体内贮藏能量的物质，可提供能量，维持免疫功能。脂肪摄入过多，可引起动脉硬化，导致心脑血管疾病；脂肪摄入不

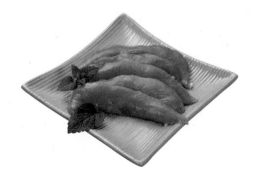

足，可导致新陈代谢障碍等。上述两方面都会使免疫力降低。

● **维生素**

维生素是维持人体生命活动的重要活性物质。维生素的主要作用是调节机体代谢。适量摄入维生素可增强免疫力。

维生素A　维生素A具有维持上皮组织（皮肤、结膜、角膜等）功能和结构完整性的作用，促进免疫球蛋白的合成，并参与机体氧化过程，尤其是不饱和脂肪酸的氧化。含维生素A较多的食物包括动物肝脏、水果、蔬菜等。

B族维生素　B族维生素是个大家族，主要包括维生素B_1、维生素B_2、维生素B_6、维生素B_{12}、叶酸等。

维生素B_1、维生素B_2参与体内糖、蛋白质、脂肪、神经细胞的代谢，维生素B_1主要存在于米糠、麦麸、粗粮、豆类及花生中，维生素B_2存在于动物肝脏、蛋类、乳制品和蔬菜等食物中。

维生素B_6、维生素B_{12}和叶酸均参与肠道免疫调节。

维生素B_6还参与淋巴细胞的增殖、分化、成熟和激活，参与和调节炎症反应。维生素B_6存在于酵母、谷物、动物肝脏、蛋类、乳制品等食物中。

维生素B_{12}可作为细胞免疫的免疫调节剂。维生素B_{12}存在于动物肝脏、鱼肉、肉类、蛋类等食物中。

叶酸对蛋白质、核酸的合成及各种氨基酸的代谢有重要作用，可参与DNA（脱氧核糖核酸）和RNA（核糖核酸）的合成。叶酸在酵母、绿叶蔬菜、动物肝脏中的含量比较丰富。

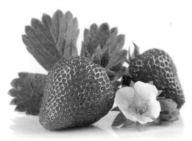

　　维生素C　可促进免疫球蛋白的合成，提高白细胞功能，促进干扰素的合成，具有抗病毒作用；可促进胶原蛋白合成，有利于伤口愈合，强化机体对外来病原菌的防御作用。对于肺炎患者，补充维生素C可改善呼吸道症状，缩短住院时长。富含维生素C的食物包括新鲜水果、蔬菜等。

　　维生素D　能维持机体钙和磷的代谢平衡，促进骨骼生长，参与多种免疫细胞的增殖和分化，调节机体免疫功能。适量补充维生素D可预防急性呼吸道感染。维生素D存在于深海鱼、蛋黄、乳制品、蘑菇、全谷物等食物中。

　　维生素E　有抗氧化、维持生育和调节免疫等诸多生理学功能，能修复免疫系统的缺陷，消除感染。动物类食品中的维生素E含量少，麦芽油、葵花子油、玉米油、棕榈油、菠菜中的维生素E含量丰富。

　●**微量元素**

　　微量元素在人体内的含量虽少，但作用甚大。微量元素缺乏，体内的新陈代谢便无法进行。

　　锌可增强T细胞的活力，增强神经的敏感度。食物中牡蛎的含锌量很高，此外扇贝、动物肝脏、奶酪、口蘑、山核桃也是锌的重要来源。

　　硒可抗细胞氧化和突变，促进致癌物质在体内的灭活，增强机体免疫能力。含硒较多的食物包括猪肾、海参、松茸、牡蛎等。

　　铁能促进机体供氧，提升免疫力，抑制癌细胞增殖。含铁丰富的食物包括猪肝、紫菜、木耳、鸭血、扁豆、芝麻酱等。

　　钙和磷可参与神经的生理活动，缓解疲劳。富含钙、磷的食物包括排骨、瘦肉、乳制品、豆制品、新鲜蔬菜，以及鱼、虾、蟹等海产品。

（二）如何吃出免疫力

　　人到中年以后，气血渐虚，脏腑功能失调，卫外功能不足，机体抵抗力和免疫力下降，当身体受到病毒、细菌和寄生虫侵袭时，便会导致疾病。若能加强自身调摄，保证人体防御功能正常，则有益于防止疾病的发生与发展。

饮食均衡　一日三餐营养要全面，食物品种多样化。少吃过于精细的食品，因为食物过于精细会使营养素不全面。

科学进食　新鲜蔬菜中含有大量的干扰素诱生剂，这种诱生剂能促进人体干扰素的生成，而干扰素又是病毒及癌细胞的"克星"。因此，多吃新鲜蔬菜，少吃熏制、腌渍食物，有利于提高人体抵抗力和免疫力。奶是消化系统的"朋友"，大蒜是抵抗病毒和细菌的天然抗体。注意糖的合理摄入，糖可促进人体皮质醇的分泌，而皮质醇是抑制人体免疫机制的激素。选择食用鱼油、橄榄油等优质油脂，以保证身体对脂肪酸的需要，脂肪酸能保护细胞。

戒烟禁酒　不要喝酒精饮料，酒精饮料会破坏人体的免疫机制，甚至有致癌性。香烟含有诸多对人体有害的化学物质，可引起心血管疾病、癌症的发生。有研究表明烟民对新型冠状病毒易感性增强。一时难以戒烟者，可通过饮食调理来减轻烟害，并逐渐戒除。

适当饮茶　饮茶可以提神醒脑，振奋精神，缓解疲劳；促进胃液

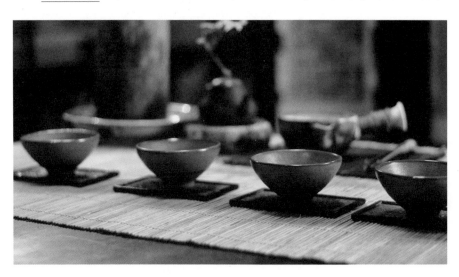

分泌，帮助消化，消除口气，促进新陈代谢。茶含有人体必需的多种维生素和微量元素，茶所含的抗氧化剂能帮助人体有效提升抵抗力和免疫力。

<u>健康饮水</u>　适量饮水可使人体皮肤和黏膜保持湿润度，维持人体新陈代谢，缺水会导致口腔和上呼吸道黏膜发干，从而降低人体对细菌和病毒的防御力。一般成年人每天饮水 1500 ~ 1700mL 为宜。老年人口渴阈值下降，不要等到口渴时才去喝水，应主动喝水，以排出的小便清亮为原则。

<u>口服中药</u>　许多中药可激活免疫细胞，对机体的非特异性免疫系统、特异性免疫系统产生广泛的影响。能提升机体免疫力的中药和中成药包括人参、党参、西洋参、沙参、黄芪、玉竹、大枣、茯苓、玉屏风散、补中益气丸、四君子丸、香砂六君丸、生脉饮、刺五加片等，一般人群可在医师或药师指导下选用。

五、新型冠状病毒感染恢复期临床表现及膳食指导原则

（一）新型冠状病毒感染恢复期临床表现

新型冠状病毒感染为乙类呼吸道传染病，属于自限性疾病。

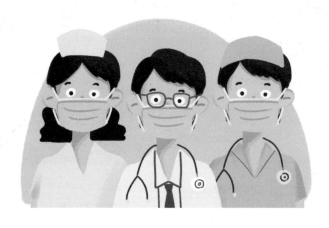

新型冠状病毒感染主要表现为咽干、咽痛、咳嗽、发热等，大部分患者为轻型病例。中医认为，新型冠状病毒感染恢复期多表现为肺脾亏虚，当以健脾补肺为治，配合选用中药和食物治疗方，可改善肺功能，促进机体早日康复。根据《新型冠状病毒感染诊疗方案》，笔者将新型冠状病毒感染恢复期表现归纳为以下两种主要证型：

肺脾气虚型 主要表现为气短，倦怠乏力，纳差呕恶，痞满，大便无力，便溏不爽，舌淡胖，苔白腻。治当健脾补肺，芳香化湿。

气阴两虚型 主要表现为时或乏力，气短，口干，口渴，心悸，汗多，纳差，低热或不热，干咳少痰，舌干少津，脉细或虚无力。当以益气养阴为治。

除此之外，该病恢复期还可能有以下表现：

肺胃阴虚型 主要表现为时或咳嗽，痰少黏稠，或干咳无痰，或痰黏难咯，胸痛，口干咽痛，胃脘隐痛，纳差食少，尿黄，大便秘结，舌干红，苔少黄，脉细。治当清热生津，润肺止咳为治。

心脾两虚型 主要表现为夜寐多梦易醒，心悸健忘，神疲食少，头晕目眩，伴有四肢倦怠，面色少华，舌淡苔薄，脉细无力。治当补益心脾，养心安神。

肝郁克脾型 主要表现为胸胁胀闷，胃脘痞满，月经不调或闭经，时或心烦易怒，失眠多梦，舌苔薄，舌质暗，脉细弦。治当疏肝理气，健脾和胃。

肝肾不足型 主要表现为腰膝酸软，疲乏无力，头晕目眩，耳鸣健忘，急躁易怒，或精神紧张，失眠多梦，五心烦热，咽干颧红，甚或遗精，舌红苔少，脉细数。治当滋补肝肾，育阴潜阳。

肺肾两虚型 主要表现为喘促短气，动则喘甚，气怯声低，咳声低弱，痰液稀薄，自汗畏风，极易感冒，小便常因咳甚而失禁，或尿后余沥，舌质淡红，脉软弱。治当补益肺肾，止咳平喘。

脾肾阳虚型　主要表现为时或喘促心悸，不得平卧，咳痰清稀或呈泡沫状，面浮肢肿，畏寒尿少，脘痞纳呆，面唇青紫，舌淡胖质黯，苔白腻或水滑，脉沉细。治当温阳健脾，泻肺利水。

（二）恢复期膳食指导原则

由国家卫生健康委员会办公厅、国家中医药管理局办公室印发的《新型冠状病毒肺炎恢复期中医康复指导建议（试行）》旨在充分发挥中医药独特优势，加快新型冠状病毒感染恢复期的康复。

该指导建议适用于符合解除隔离和出院标准的新型冠状病毒感染恢复期人群。临床医师可参考该指导建议，根据患者个体情况给予相关治疗或康复指导，患者出院后亦可根据该指导建议采用适宜的自我干预方法。

膳食指导总体建议　膳食平衡，食物多样，注重饮水，通利二便，并注重开胃、利肺、安神、通便。

根据食物属性和患者情况，进行分类指导：

有怕冷、胃凉等症状者，推荐生姜、葱、芥菜、芫荽等；

有咽干、口干、心烦等症状者，推荐绿茶、豆豉、阳桃等；

有咳嗽、咯痰等症状者，推荐梨、百合、花生、甜杏仁、熟白果、乌梅、小白菜、橘皮、紫苏等；

有食欲不振、腹胀等症状者，推荐山楂、山药、白扁豆、茯苓、葛根、莱菔子、砂仁等；

有便秘等症状者，推荐蜂蜜、香蕉、火麻仁等；

有失眠等症状者，推荐酸枣仁、柏子仁等。

第二章

提升免疫力的食物

Chapter 2

一、果品类

◎柠檬

中医认为，本品性味酸、平，归脾、胃、肾经。本品生津止渴，安胎祛暑，化痰止咳，开胃消食，适用于暑热口渴、妊娠呕吐、胎动不安、咳嗽、消化不良等。

【激活免疫力食方】

萝卜柠檬蜜饮：白萝卜200g，柠檬1个，蜂蜜适量。将白萝卜洗净、切碎，柠檬切片，与蜂蜜同置于广口瓶中，浸渍4～6小时，取汁频频饮服，每日1剂。可清热生津，润肺利咽，适用于肺热咳嗽、咽喉不利。

生姜柠檬蜂蜜水：生姜2份，柠檬1份，蜂蜜1份。将生姜、柠檬洗净，切片备用。锅中加适量清水并烧开，再加生姜、柠檬，煮沸后再煮3分钟，去渣取汁，兑入蜂蜜，调匀饮服，每日1剂。可温胃润肺，祛寒除湿，提升免疫力，适用于流感、咽喉不适、干咳等。

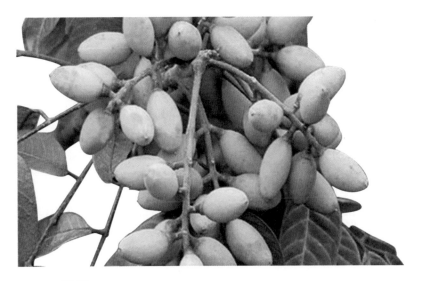

◎橄榄

中医认为，本品性味甘、酸、平，归脾、胃、肺经。本品清热解毒，利咽化痰，生津止渴，除烦醒酒，化刺除鲠，适用于咽喉肿痛、烦渴、咳嗽痰血、鱼刺鲠喉等。冬春季节，每日嚼食2~3枚鲜橄榄，对预防上呼吸道感染有帮助。儿童经常食用橄榄，对骨骼的发育大有益处。

【激活免疫力食方】

橄榄粥：鲜橄榄2个，大米100g，白糖适量。将鲜橄榄洗净，水煎取汁。橄榄汁与大米同煮粥，待熟时，调入白糖，稍煮片刻即成，每日1剂。可清肺利咽，适用于风热感冒、咽喉肿痛、吞咽不利。

橄榄萝卜茶：橄榄250g，萝卜500g。将橄榄和萝卜洗净，切碎，水煎代茶饮，每日1剂。可清肺利咽，适用于上呼吸道感染、流行性感冒、急性咽喉炎、急性扁桃体炎、支气管炎、饮食积滞、脘腹胀满等。

橄榄葱头苏叶汤：橄榄60g，葱头15g，苏叶10g。将橄榄、葱头、苏叶洗净，用清水3碗煎至1碗，加食盐少许调味，去渣饮服，每日1剂。可解表散热，健胃和中，适用于风寒感冒，脘腹胀满、呕吐气逆等。

◎荔枝

中医认为，本品性味甘、酸、温，归脾、心、肝经。本品健脾益气，养肝补血，理气止痛，养心安神，适用于脾胃亏虚所致饮食减少、久泻不止、头目昏花、血虚崩漏、心悸、怔忡、失眠健忘等。荔枝营养丰富，可补充能量，营养大脑神经，有效改善失眠、健忘、神疲等症，并可增强机体免疫功能，提高抗病能力，美容养颜。

【 激活免疫力食方 】

荔枝粥：荔枝肉60g，大米100g，白糖适量。将荔枝肉与大米同放锅中，加清水适量煮粥，待熟时调入白糖，稍煮片刻即成，每日1剂。可健脾益气，养肝补血，理气止痛，养心安神。适用于脾胃亏虚所致饮食减少、久泻不止、头目昏花、血虚崩漏、心悸、怔忡、失眠健忘等。

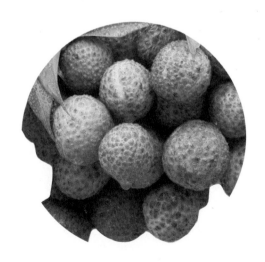

荔枝山药粥：荔枝肉50g，山药、莲子各10g，大米50g。将上述食材加适量清水煮粥食用，每晚1剂。可健脾益肾，止泻，适用于脾虚泄泻、纳差食少、五更泻等。

◎桂圆

中医认为，本品性味甘、温，归心、脾经。本品补益心脾，养血安神，适用于心脾虚损、气血不足所致失眠、健忘、心悸、怔忡、眩晕等。本品既不滋腻，又不壅气，为失眠健忘者的滋补良药。桂圆肉有良好的健脾补血效果，为中医养心益智要药。

【激活免疫力食方】

糖渍桂圆：桂圆肉500g，白糖适量。将桂圆肉放于碗中，加白糖拌匀，上笼蒸熟后放凉，再续蒸，反复操作3次，至桂圆肉色泽变黑，再加白糖适量拌匀，装瓶备用，每日2次，每次4~5粒。可养心血，安心神，适用于中老年人病后体弱、失眠、心悸、健忘等。

姜枣桂圆：鲜姜汁100g，大枣、桂圆肉、蜂蜜各250g。将大枣、桂圆肉加水煮至七成熟，加鲜姜汁、蜂蜜，续烧至沸，候凉装瓶，每服3~5粒，每日2次。可健脾养心，安神补血，适用于脾虚浮肿、食少便溏、心神不宁、惊悸失眠等。

◎苹果

中医认为，本品性味甘、酸、凉，归脾、胃、肺经。本品生津润肺，除烦解暑，开胃醒酒，除湿止泻，适用于热病津伤、咽干口渴、肺燥咳嗽、酒醉烦渴、热病心烦、食欲不振、胃纳不香等。苹果可解除忧郁，滋润皮肤，保护血管，并能增强抵抗力。

【激活免疫力食方】

苹果粥：苹果、大米各100g，白糖适量。苹果去皮切块后备用；大米淘净，放入锅中，加适量清水煮沸后纳入苹果，煮至粥熟时下白糖，再稍煮片刻即成。或将苹果洗净、榨汁，待粥熟时调入粥中食用，每日1剂。可生津润肺，开胃消食，适用于津伤口渴、肺燥咳嗽、酒醉烦渴、食欲不振等。

◎香蕉

中医认为，本品性味甘、寒，归脾、胃经。本品清热润肠，润燥止咳，解酒和胃，适用于痔疮出血、大便干结、肺燥咳嗽、醉酒烦渴等。香蕉中含钾量很丰富，钾可参与体内能量代谢，保护心肌，防止心力衰竭。香蕉含有一种名为5-羟色胺的物质，可使胃酸分泌减少，对胃黏膜有保护作用。

【激活免疫力食方】

香蕉蜂蜜茶：香蕉50g，茶水、蜂蜜适量。将香蕉去皮研碎，加入适量茶水中，调入蜂蜜饮服，每日1剂。可清热润肠，适用于高血压、冠心病、动脉硬化症及痔瘘下血、大便燥结、肺燥咳嗽等。

香蕉蘸黑芝麻：香蕉500g，黑芝麻25g。将黑芝麻炒熟，用香蕉蘸后嚼食，每日1剂，分2～3次食完。可降压降脂，润肠通便，适用于高血压、高脂血症、老年性便秘、习惯性便秘等。

百合香蕉汤：百合20g，香蕉2根，冰糖适量。将百合洗净，香蕉去皮，加适量清水煎煮，加入适量冰糖烊化，饮服，每日1剂。可养阴润肺，适用于肺燥咳嗽。

◎葡萄

中医认为，本品性味甘、酸、平，归脾、肺、肾经。本品补气血，益肝肾，强筋骨，生津液，止烦渴，利小便，适用于气血不足、心悸失眠、神疲乏力、盗汗、腰膝酸软、热病烦渴、声嘶咽干、小便淋涩、水肿等。

【激活免疫力食方】

葡萄蜜饮：葡萄、蜂蜜各适量。将葡萄洗净、榨汁，加适量蜂蜜和温开水饮服，每日1～2次。可生津止渴，适用于热病烦渴、声嘶咽干等症。

四汁饮：葡萄、鲜地黄、鲜藕、蜂蜜各适量。将前3味洗净、榨汁，与蜂蜜拌匀饮服，每日1～2次。可利湿消肿，适用于水肿、小便淋涩不通。

◎菠萝

中医认为，本品性味甘、微涩，归脾、肺、大肠经。本品清暑解渴，消食止泄，适用于伤暑、身热烦渴、伤食泄泻等。

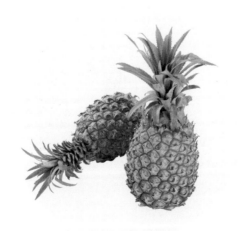

【 激活免疫力食方 】

菠萝梨汁饮：菠萝、梨各适量。将菠萝和梨去皮，榨汁，缓缓饮服，每日1剂。可清热，生津止渴，适用于秋燥咳嗽、胃脘隐痛、暑热烦渴。

菠萝山楂汤：菠萝50g，山楂10g。将菠萝和山楂洗净、捣烂、水煎取汁，每日服1剂。可消食化积，适用于消化不良、纳差食少。

◎梨

中医认为，本品性味甘、微酸、凉，归肺、胃经。本品清热化痰，生津润燥，适用于热咳或燥咳、热病津伤、酒后烦渴、消渴等。

【 激活免疫力食方 】

贝母蒸梨：川贝粉5g，雪梨1个，冰糖适量。将雪梨洗净、切块，与川贝粉、冰糖一同放入碗中，隔水蒸熟食用，每日1～2次。可化痰止咳，适用于痰热咳嗽。

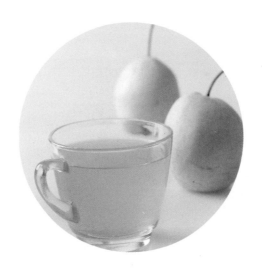

麻黄蒸梨：大白梨1个，麻黄2g，冰糖适量。将大白梨、麻黄洗净，将麻黄插入梨心中，梨与冰糖同放入碗中，上笼蒸熟，去麻黄食用，每日2～3次。可化痰止咳，适用于外寒内热之痰热咳嗽、上气喘急等。

秋梨燕窝：秋梨1个，燕窝、冰糖各3g。将秋梨去核，燕窝泡软，冰糖捶碎。将燕窝、冰糖纳入梨心中，上笼蒸熟，早、晚各食用1次。可滋阴润肺，化痰止咳，适用于肺阴虚之咳嗽痰喘、咯血等。

◎草莓

中医认为，本品性味甘、凉，归脾、胃、肺经。本品润肺生津，健脾和胃，利尿消肿，解热祛暑，适用于肺热咳嗽、食欲不振、小便短少、暑热烦渴、酒后烦渴等。

【激活免疫力食方】

草莓蜂蜜饮：鲜草莓、蜂蜜各适量。将鲜草莓洗净，榨取汁液，纳入蜂蜜，冲入沸水中，煮沸饮服，每日2～3次。可润肺生津，适用于肺燥咳嗽。

草莓红糖饮：鲜草莓100g，红糖10g。将鲜草莓洗净，放入碗内，逐个配糖嚼食，缓缓咽下，每日2次，每次50g。可清热止咳，利咽润肺，适用于肺虚咳嗽、干咳少痰、手足心热等。

◎桃

中医认为，本品性味甘、酸、温，归胃、大肠经。本品养阴生津，活血润燥，适用于胃阴不足、口中干渴、肠道燥热、大便秘结、脘腹疼痛、月经不调、痛经等。

【激活免疫力食方】

桃汁粥：鲜桃1个，大米100g，白糖适量。将鲜桃榨汁备用，取大米淘净，放入锅中，加适量清水煮粥，待粥熟时调入鲜桃汁、白糖等食用，每日1剂。可清热生津，和胃消食，利尿通淋，适用于热病后烦渴口干、食欲不振、消化不良、小便淋沥涩痛等。

桃汁饮：鲜桃适量。将鲜桃洗净、榨汁，频频饮用。可清热生津，和胃消食，适用于醉酒、热病后口干欲饮等。

桃梨饮：鲜桃、鲜梨各适量。将鲜桃、鲜梨洗净，去皮、核，榨汁饮服，每日1~2次。可生津止渴。适用于胃脘隐痛、纳差食少、肺燥干咳、口干口渴、大便秘结、小便淋涩等。

◎杏

中医认为，本品性味苦、微温，有小毒，归肺、大肠经。本品止咳平喘，生津止渴，润肠通便，适用于咳嗽气喘、大便秘结、胃阴不足、口渴咽干等。杏仁为杏种仁，有苦杏仁、甜杏仁之分，一般入药多用苦杏仁，入食多用甜杏仁。中医认为，苦杏仁性味苦、微温，有小毒，归肺、大肠经，有止咳平喘、润肠通便之功，适用于咳嗽气喘、肠燥便秘等。甜杏仁功效与苦杏仁类似，但药力较缓，且偏于润肺止咳，主要用于虚劳咳嗽或津伤便秘。

【激活免疫力食方】

杏粥：杏5~10个，大米50g，白糖适量。将杏洗净，煮烂去核。大米淘净，煮为稀粥，待粥熟时调入杏泥、白糖食用，每日1剂。可止咳平喘，润肠通便，适用于咳嗽气喘、肠燥便秘等。

◎枣

中医认为，本品性味甘、温，归脾、胃经。本品可补中益气，养血安神，缓和药性，适用于脾胃虚弱、倦怠乏力、血虚萎黄、神志不安、精神恍惚等。

【激活免疫力食方】

红枣木耳汤：红枣20枚，黑木耳30g，猪瘦肉250g。将红枣去核，黑木耳用温水泡开，猪瘦肉切片。将红枣、黑木耳用文火煮20分钟后，下猪瘦肉，煲至肉熟，调味食用，每日1剂。可活血润燥，洁肤除斑，适用于气血不足、面色无华、色斑沉着等。

枣梨茶：红枣10枚，雪梨膏20mL。将红枣去核，以文火煮至枣烂熟后，调入雪梨膏食用，每日1～2剂。可润肺护肤，适用于肺燥干咳、胸痛、皮肤干燥、脱屑、瘙痒、毛发不荣等。

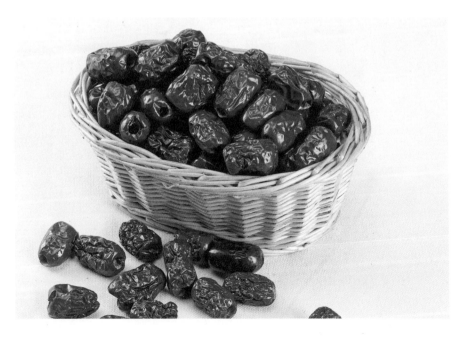

◎李子

中医认为，本品性味甘、酸、平，归肝、胃经。本品可清肝泄热，生津止渴，适用于肝虚有热、劳热骨蒸、胃阴不足、消渴引饮。

【激活免疫力食方】

糖渍李子：李子适量。将李子洗净、去核，加白砂糖拌匀，放在瓷坛或玻璃瓶中，密封1周即成，每次取5g，含服或调入稀粥中食用。可养阴润燥，润肠通便，适用于肺燥干咳、大便干燥。

盐渍李子：李子、食盐各适量。将李子洗净、去核，加食盐拌匀，放在瓷坛或玻璃瓶中，密封1周即成，每次取5g，含服或调入稀粥中食用。可养阴润燥，润肠通便，适用于肺燥干咳、大便干燥。

◎橘子

中医认为，本品性味甘、酸、凉，归肺、胃经。本品可理气和中，生津止渴，化痰止咳，适用于脾胃气滞、胸腹满闷、呕逆食少、口中干渴、消渴、咳嗽痰多等。橘的果皮为中药，以陈久者佳，故名陈皮，有行气健脾、燥湿化痰、降逆止呕之功。

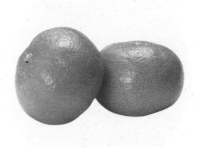

【激活免疫力食方】

陈皮粥：陈皮10g（鲜者加倍），大米100g。将陈皮切丝，水煎取汁，加大米煮为稀粥食用，每日1剂。可和胃理气，化痰止咳，适用于脾胃亏虚、脘腹胀满、肋胁疼痛、嗳气频作、食欲不振、纳差食少、恶心呕吐、咳嗽痰多、胸膈满闷等。

橘汁萝卜饮：鲜橘2～3个，萝卜150g。将鲜橘、萝卜洗净、榨汁，调匀饮服，每日2～3次。可理气行滞，适用于脾胃气滞、纳食不香、脘腹胀满等。

蜜渍鲜橘：鲜橘、蜂蜜各适量。将鲜橘洗净、去核，加蜂蜜拌匀，放在瓷坛或玻璃瓶中，密封1周即成，每次取适量，含服或调入稀粥中食用。可和中开膈，温肺散寒，适用于咳嗽痰稀、消化不良、酒醉胸闷、心烦等。

◎柚子

中医认为，本品性味甘、酸、寒，归肺、胃经。本品可生津止渴，行气宽中，开胃消食，化痰止咳，适用于热病后或酒醉后口渴、胃脘疼痛、纳差食少、咳嗽等。柚子有抗炎作用，可预防病毒感染。新鲜果汁中含有胰岛素样成分，可降低血糖。柚子皮有消食化痰、流肝解郁之功。

【激活免疫力食方】

柚子粥：柚子肉10g，大米100g。将柚子肉、大米一同煮粥，每日1剂。可消食化痰，理气和胃，适用于咳嗽痰稠、恶心呕吐等。

柚皮百合汤：柚子1个（约1000g），百合、白糖各125g。将柚子去肉留皮，加水适量，同百合、白糖共煎2～3小时，去渣取汁，分3次饮服，每日1剂，3日为1疗程。可清肺化痰，健脾补虚，适用于顽固性咳嗽、痰多、哮喘、肺气肿等。

◎橙子

中医认为，本品性味甘、酸，微凉，归肝、脾、肺经。本品可生津止渴，和胃止呕，宽胸理气，适用于食欲不振、胸腹胀满作痛、咳嗽痰多、瘿瘤、瘰疬等。橙子皮可行气开胸，宽中除胀。

【激活免疫力食方】

橙子蜜饮：橙子1个，蜂蜜50g。将橙子连皮切为4块，同蜂蜜放入锅中，加适量清水，武火煮沸后，转文火煮约30分钟，取汁饮服，每日1剂。可消食下气，适用于胃脘胀满、心下堵闷、纳差食少等。

橙皮粥：橙皮10g（鲜者加倍），大米100g。将橙皮洗净、切丝，水煎取汁，加大米煮为稀粥食用，每日1剂。可行气健脾，降逆止呕，适用于脾胃亏虚、纳差食少、恶心呕吐等。

◎香瓜

中医认为，本品性味甘、寒，归心、胃经。本品清热解暑，除烦止渴，适用于食欲不振、烦热口渴、小便不利、胸膈满闷不舒等。

【激活免疫力食方】

香蕉香瓜奶昔：香瓜100g，香蕉50g，酸奶200g。将香蕉、香瓜去皮，切块。香蕉块、香瓜块、酸奶同放入榨汁机中，榨汁2分钟左右即可。可清热生津，适用于烦热口渴、食欲不振等。

香瓜奶糊：香瓜200g，鲜牛奶200g，蜂蜜适量。将香瓜去皮，切小块，与鲜牛奶、蜂蜜一同放入料理机中搅打，打成糊状即可。可清暑益气，适用于湿阻脾胃、小便不利等。

香瓜羹：香瓜200g，淀粉、蜂蜜各适量。将香瓜去皮，

切小块。锅置火上，加入适量清水，放入香瓜煮开，加适量
水淀粉稍煮，调入蜂蜜即可。可清热利湿，适用于口渴引
饮，热病烦渴等。

◎西瓜

中医认为，本品性味甘、寒，归心、胃、膀胱经。本品清热解
暑，生津止渴，利尿除烦，适用于暑热、热病烦渴、心火上炎之心烦和
口舌生疮、湿热蕴结下焦之小便短赤等。西瓜皮有清热解渴、利湿通淋
之功。

【 激活免疫力食方 】

西瓜番茄饮：西瓜1000g，番茄500g。将西瓜、番茄去
皮、榨汁，兑入适量冷开水饮服，每日数次。可清热生津，
适用于热病烦渴、小便不利、中暑、头目眩晕等。

瓜皮肉丝：西瓜皮150g，瘦猪肉、鸡肉各100g，调味品
适量。将西瓜皮切丝，开水焯熟备用。猪瘦肉、鸡肉煮熟、
切丝，和西瓜皮丝一同放入盘中，撒上调味品即成。可清热
利湿，适用于湿阻脾胃、肢软乏力等。

西瓜蜂蜜饮：西瓜瓤、蜂蜜各适量。将西瓜瓤榨汁，加
适量蜂蜜饮服。可清暑益气，适用于热病、暑热伤阴、口渴
引饮等。

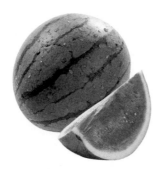

◎猕猴桃

中医认为，本品性味甘、酸而寒，归肾、胃、膀胱经。本品清热生津，和胃消食，利尿通淋，适用于烦热消渴、食欲不振、消化不良、淋症、黄疸等。猕猴桃具有抗癌、抗感染、提升免疫力的作用。

【激活免疫力食方】

荷花猕猴桃茶：荷花1朵，猕猴桃100g，白糖适量。将荷花撕成碎块、洗净。猕猴桃去皮、榨汁。将荷花放入锅中，加清水50mL煮沸，去渣取汁，纳入猕猴桃汁和白糖，拌匀即成，每日1剂。可清热止渴，利尿通淋，适用于热病湿热淋症、泌尿系统感染。

猕猴桃姜汁饮：猕猴桃150g，姜汁适量。将猕猴桃去皮、榨汁，与适量姜汁混合均匀后饮服，每日2~3次。可和胃止呕，适用于胃气上逆之呕吐、妊娠呕吐。

◎梅子

中医认为，本品性味酸、涩、平，归肝、脾、肺、大肠经。本品敛肺止咳，涩肠止泻，生津止渴，和胃安蛔，适用于肺虚久咳、久泻久痢、虚热消渴、蛔虫腹痛等。乌梅为梅子的加工品。

【激活免疫力食方】

乌梅粥：乌梅10g，大米100g，白糖适量。将乌梅洗净后，放入锅中，加适量清水，水煎取汁，加大米煮粥，待粥熟时调入白糖，再稍煮片刻即成，每日1剂。可生津止渴，敛肺止咳，涩肠止泄，安蛔止痛，适用于慢性咳嗽、久泻久痢、便血尿血、虚热烦渴、小儿夏季热之口干渴饮、肠道蛔虫病等。

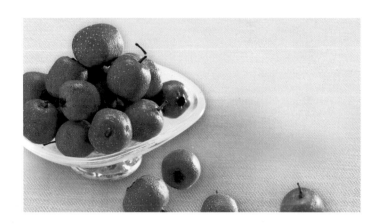

◎山楂

中医认为，本品性味酸、甘、温，归脾、胃、肝经。本品消积化食，活血散瘀，适用于食肉过多、积滞不化、嗳腐吞酸、胃脘饱胀、腹痛泻痢等。山楂还可降压降脂，维护心血管健康。

【激活免疫力食方】

山楂核桃茶：山楂50g，核桃仁150g，白糖200g。山楂水煎取汁（约1000mL），核桃仁磨细。将山楂汁煮沸，倒入核桃仁、白糖拌匀，煮沸即成，频频饮服。可补肾润肺，生津润肠，适用于津液亏虚、干咳痰少、口干燥渴、小便短黄、大便秘结、食欲不振等。

山楂糕：山楂4份，冰糖1份。将山楂洗净、去核，与冰糖一同入锅中，加适量清水，文火炖至山楂烂熟，捣成泥状，再熬至水分适宜时，放入盘中，切片即成。每次适量，咀嚼食用，或调入稀粥中食用。可消食健胃，活血化瘀，适用于肉食积滞、小儿乳食停滞、胃脘腹痛、瘀血经闭、产后瘀阻、心腹刺痛、疝气疼痛、高脂血症、脂肪肝等。

◎杧果

中医认为，本品性味甘、酸、凉，归脾、胃经。本品养胃止呕，生津利尿，适用于晕车晕船、呕吐不食、小便不利等。杧果可延缓衰老，健脑益智，预防老年性痴呆。

【激活免疫力食方】

杧果姜汁饮：杧果1个，姜汁适量。将杧果洗净、捣汁，纳入姜汁，调匀后慢慢咽饮，每日1剂。可和胃理气，适用于病后食欲不振、反胃、妊娠呕吐、消化不良等。

◎椰子

中医认为，本品性味甘、平，归脾、胃、大肠经。本品清暑解热，生津止渴，消疳驱虫，适用于暑热口渴、小儿疳积、肠道寄生虫病等。

【激活免疫力食方】

椰蜜饮：椰子1个，蜂蜜适量。取椰汁，加适量蜂蜜饮服，每日1剂。可益气养阴，适用于病后气血亏虚、津液不足、口渴不欲饮、胃脘隐痛、纳食不香等。

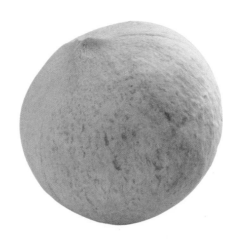

◎枇杷

中医认为，本品性味甘、酸、凉，归脾、肺、肝经。本品润肺止咳，和胃降逆，解暑清热，生津止渴，适用于肺痿、肺燥、痰热咳嗽，呕吐呃逆，暑热声嘶，口干口渴等。枇杷可增进食欲，促助消化，止咳祛痰。枇杷叶有止咳化痰、和胃降逆之功。

【 激活免疫力食方 】

枇杷叶茶：枇杷叶适量。将枇杷叶背面的细毛洗净，将枇杷叶切碎后放入锅中，加适量蜂蜜略炒片刻，收藏备用，每次取适量，代茶饮，每日1剂。可化痰止咳，适用于咽喉不适、咳嗽等。

◎无花果

中医认为，本品性味甘、平，归脾、胃经。本品清热生津，健脾开胃，解毒消肿，润肠通便，适用于肺热声嘶、咽喉肿痛、痈肿疥癣、久泻不止、痢疾、大便秘结、痔疮、脱肛、产后缺乳、乳痈等。无花果可增强体质，防癌抗癌，还可减轻癌性疼痛和癌症患者放疗、化疗后的不良反应。

【 激活免疫力食方 】

无花果冰糖饮：无花果15g，冰糖适量。将无花果洗净，水煎取汁，加冰糖饮服，每日1剂。或将无花果晒干，研为细末后吹喉，每日2~3次。可清肺利咽，治疗肺热声嘶、咽喉肿痛。

无花果茶：无花果15g，青果10g，蜂蜜适量。将无花果、青果一同放锅内，水煎取汁，兑入蜂蜜，混合均匀，代茶频饮，每日1剂。可清热利咽，消肿止痛，适用于肺热声嘶、咽喉干痛、肠燥便秘等。

◎樱桃

中医认为，本品性味甘、温，归脾、肝经。本品祛风除湿，消肿止痛，适用于风寒湿痹、关节肿痛、屈伸不利等。樱桃含铁丰富，能防治贫血。

【激活免疫力食方】

樱桃汁粥：鲜樱桃、大米各100g，白糖适量。将鲜樱桃洗净、去蒂、去核，榨汁备用。将大米淘净，放入锅中，加适量清水煮粥，待粥熟时调入樱桃汁、白糖等，再煮片刻即可，每日1剂。可健脾利湿，祛风止痛，适用于病后体虚、纳差食少、关节肿痛、屈伸不利等。

冰糖樱桃：樱桃300g，冰糖适量。将樱桃洗净，去蒂，去核。锅置火上，加适量清水，放入樱桃和冰糖，中火熬20分钟即可。可健脾益气，养阴生津，适用于脾胃虚弱，纳差食少。

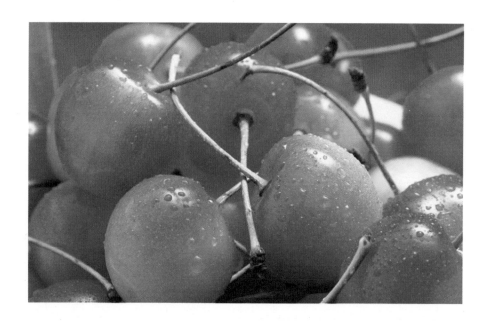

◎石榴

中医认为，本品性味甘、酸、温，入胃、大肠经。本品生津止渴，涩肠止遗，适用于津伤口渴、久泻久痢、便血、遗精、脱肛等。石榴皮可涩肠止泻。

【激活免疫力食方】

石榴汁粥：石榴、白糖各适量，大米100g。将石榴去皮、捣汁备用。将大米淘净，放入锅中，加适量清水煮粥，待粥熟时调入石榴汁、白糖，再煮片刻即可，每日1剂。可健脾益气，养阴生津，收敛止泻，适用于津伤口渴、小便短黄、久泻、久痢等。

石榴皮膏：石榴皮500g（鲜者加倍），蜂蜜300g。将石榴皮洗净、切碎，放入锅中，加水适量，煮沸30分钟，滤出汁液。再重复煎煮1次，将两次汁液合并，用文火熬至汁液黏稠，加蜂蜜拌匀，待凉后装瓶。每次取1汤匙，每日2~3次，沸水冲饮。可健脾温中，适用于脾胃亏虚、大便溏薄。

◎甘蔗

中医认为，本品性味甘、寒，归肺、胃经。可清热润燥，生津止渴，解毒透疹。适用于阴虚肺燥之咳嗽、胃阴不足之呕吐、热病伤阴之口渴、酒后烦渴等。

【激活免疫力食方】

蔗姜蜜饮：鲜甘蔗、鲜生姜、蜂蜜各适量。将鲜甘蔗、鲜生姜洗净，榨取汁液（15~20mL），加入蜂蜜，煮沸饮服，每日2~3次。可健脾益气，和胃止呕，适用于病后脾胃亏虚、纳差食少、胃脘隐痛、胃热呕吐、妊娠呕吐等。

蔗汁枣粥：甘蔗250g，大枣10枚，大米100g。将甘蔗洗净，榨汁备用。先取大米、大枣煮粥，待粥熟时调入甘蔗汁，再稍煮片刻即成，每日1～2剂。可清热润肺，生津利咽，适用于慢性咽炎、干咳痰少、胸中隐痛等。

◎板栗

中医认为，本品性味甘、温，归脾、胃、肾经。本品养胃健脾，补肾强腰，适用于脾胃虚弱之反胃、泄泻、肾虚之腰膝无力、小儿筋骨不健等。板栗有预防高血压、动脉硬化的作用，老年人常吃板栗，可防老抗衰，益寿延年。

【激活免疫力食方】

板栗猪肉汤：板栗肉200g，瘦肉250g，调味品适量。将瘦肉切块，爆炒，加开水、调味品烧开，再倒入板栗肉，文火炖至肉熟后，加调味品即成，每日1剂。可健脾，益肺止咳，适用于肺脾气虚之水肿、小便不利等。

◎罗汉果

中医认为，本品性味甘、凉，归脾、肺经。本品清肺利咽，化痰止咳，润肠通便，适用于百日咳、痰火咳嗽、咽喉肿痛、胃脘灼热、大便燥结不通。罗汉果有降血糖的作用，可辅助治疗糖尿病。

【激活免疫力食方】

罗汉果梨饮：罗汉果、梨各1个，冰糖适量。将罗汉果和梨洗净，切碎，一同放入锅中，加适量清水煮沸，去渣取汁，纳入冰糖烊化后饮服，每日数次，每日1剂。可清热利咽，适用于咽痛失音、声哑咽干等。

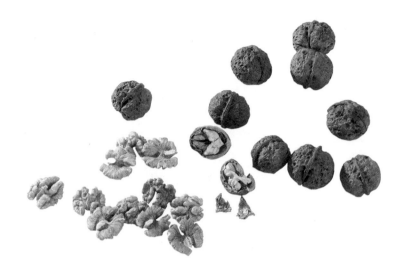

◎核桃

中医认为，本品性味甘、温，归肺、肾、大肠经。本品补益肺肾，固肾涩精，润肠通便，适用于肝肾亏虚之须发早白、头目眩晕、耳聋耳鸣、腰膝酸软、咳嗽气喘、心悸失眠、大便秘结等。

【 激活免疫力食方 】

核桃仁粥：核桃仁30g，大米100g，白糖适量。先取大米淘净，与核桃仁一同放入锅中，加适量清水煮粥，待粥熟时调入白糖，再稍煮片刻即成，每日1剂。可止咳平喘，润肠通便，通淋化石，适用于咳嗽气喘、大便秘结等。

蜜饯双仁：核桃仁、甜杏仁各250g，蜂蜜500g。先将甜杏仁炒黄，放入锅中，加水煮1小时，再放入核桃仁并收汁，最后加入蜂蜜拌匀，煮沸即成，每次取3g，每日服2次。可润肺补肾，适用于肺肾两虚之久咳久喘等。

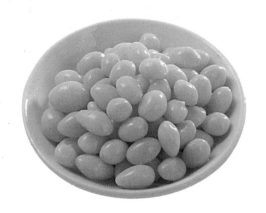

◎白果

中医认为，本品性味甘、苦、涩、平，归心、肺、脾经。本品益心敛肺，化湿止泄，适用于心悸怔忡、胸闷心痛、痰喘咳嗽、泻泄痢疾、带下病等。本品含有小毒，不宜生食，熟食也不宜过量（一般每日不超过5枚）。

【 激活免疫力食方 】

白果杏仁粥：白果、甜杏仁各10g，大枣10枚，大米100g，红糖适量。将白果、甜杏仁择净，放入药罐中浸泡5～10分钟，水煎取汁，加大米煮粥，待粥熟时调入红糖，每日1剂。可止咳平喘，适用于肺肾亏虚之咳嗽气喘。

◎松子

中医认为，本品性味甘、温，归肝、肺、大肠经。本品润肺止咳，益气补虚，润肠通便，适用于咳嗽气喘、便秘、头晕眼花、失眠多梦等。常食松子可提高机体抵抗力和免疫力。

【激活免疫力食方】

三仁糊：胡麻仁、核桃仁、松子仁各25g，蜂蜜适量。将胡麻仁、核桃仁、松子仁炒香、研细，加入蜂蜜，加沸水冲为糊状食用，每日1次，早晨空腹食用。可滋阴润肠，适用于阴虚之肠燥便秘、习惯性便秘。

葡萄松仁粥：葡萄干、松子仁各15g，大米100g，白糖适量。将葡萄干、松子仁洗净备用。取大米淘净，放入锅中，加适量清水煮粥，待粥熟时调入葡萄干、松子仁、白糖等，再煮片刻即可食用，每日1剂。可补益气血，适用于气血不足、心悸失眠、神疲盗汗、头目眩晕、腰膝无力等。

◎莲子

中医认为，本品性味甘、涩、平，归脾、肾、心经。本品补脾止泻，补肾涩精，养心安神，适用于脾虚久泻、肾虚遗精、滑精、带下、崩漏、心肾不交之虚烦不眠、心悸等。莲子所含的莲子碱有强而持久的降压作用。莲子多糖有增强免疫力及抗衰老的作用。

【激活免疫力食方】

莲子冬瓜鸭：莲子30g，薏米15g，冬瓜200g，青鸭1只。将青鸭去毛杂、切块，冬瓜去皮、洗净、切块，鸭块和冬瓜块放入锅中，加适量清水煮沸后，下莲子、薏米、调味品等，煮熟后食肉饮汤。可健脾利湿，适用于脾胃虚弱、水湿内停之水肿，小便不利。

莲子银耳汤：莲子、银耳各15g，冰糖30g。银耳泡开、洗净，将莲子和银耳放入锅中，加适量清水，炖至银耳和莲子烂熟后，放入冰糖即成。可养阴润肺，适用于肺燥咳嗽、干咳少痰、痰中带血、胸中隐痛等。

◎花生

中医认为，本品性味甘、平，归肺、胃、脾经。本品润肺止咳，和胃健脾，通络下乳，适用于肺燥咳嗽、小儿百日咳、纳差食少、反胃、产后缺乳等。

【激活免疫力食方】

花生枣蜜汤：花生、大枣、蜂蜜各30g。将大枣去核，同花生放入砂锅中，加适量清水煮熟后，放入蜂蜜拌匀，每日1剂。可止咳化痰，适用于咳嗽、痰饮。

大枣花生猪蹄：大枣40枚，猪蹄1000g，花生100g，调味品适量。先将大枣、猪蹄、花生洗净，放于砂锅内，注入清水，放入调味品等，武火烧沸后转文火，炖至猪蹄烂熟。可养血健脾，适用于病后体虚、贫血、血小板减少性紫癜、白细胞减少症、产后缺乳等。

◎腰果

中医认为，本品性味甘、平，入肺、脾经。本品健脾益气，润肺止咳，通络下乳，适用于肺燥咳嗽、恶心欲呕、产后缺乳、大便秘结等。腰果是高血压、冠心病患者的食疗佳果。

【激活免疫力食方】

腰果虾仁：虾仁、腰果、食用油、调味品各适量。将虾仁焯水捞出备用，锅中放适量油烧热后放入虾仁、腰果炒香，加调味品即成，每日1剂。可补肾益气，适用于腰膝酸软、头晕眼花等。

二、蔬菜类

◎卷心菜

中医认为，本品性味甘、平，归脾、胃经。本品健脾养胃，行气止痛，适用于脾胃不和、脘腹胀满、拘急疼痛等。常吃卷心菜可促进食欲，预防便秘，美容养颜。

【激活免疫力食方】

羊肉卷心菜汤：羊肉、卷心菜、调味品各适量。将卷心菜洗净备用。羊肉洗净、切块，加适量清水煮沸后，放调味品，待羊肉熟时放入卷心菜，至菜熟即可，每日1剂。可温中暖胃，适用于脘腹冷痛、胀满不适、纳差食少等。

◎菠菜

中医认为，本品性味甘、凉，归胃、大肠经。本品养血止血，滋阴润燥，适用于产后体虚、肠燥便秘、便血、消渴等。

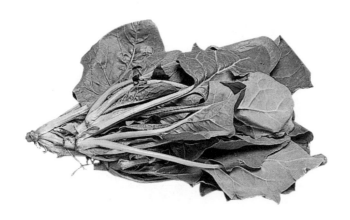

【激活免疫力食方】

菠菜粥：菠菜150g，大米50g，调味品适量。将菠菜洗净备用。将大米淘净，放入锅中，加适量清水煮粥，待粥熟时放入菠菜和调味品，再煮片刻即成，每日1剂。可养血止血，滋阴润燥，适用于肠燥便秘、便血、消渴、眼花等。

菠菜猪肝山药汤：猪肝、山药各150g，菠菜、鸡汤、调味品各适量。将猪肝洗净、切片，山药去皮、切片，菠菜洗净。锅中放入适量鸡汤煮沸后，放入猪肝、山药，煮熟后下菠菜和调味品，再稍煮片刻食用，每日1剂。可养肝益肾，补血滋阴，适用于肝肾不足、腰膝酸软、失眠多梦、妊娠贫血等。

◎菜花

中医认为，本品性味甘、平，归脾、胃经。本品补益脾胃，补肾养心，适用于大病久虚、体亏消瘦、食欲不振、纳差食少等。菜花有良好的防癌作用，可抑制癌细胞的生长。常吃菜花可增强抵抗力，促进青少年生长发育，维持牙齿和骨骼的正常功能。

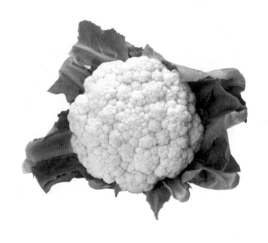

【激活免疫力食方】

山药菜花：山药150g，枸杞子30g，菜花、调味品适量。将山药去皮、切块，炸成金黄色后捞出备用，将菜花焯熟。将炸好的山药盛盘，撒上枸杞，用菜花装饰即可，每日1剂。可健脾益肾，适用于脾肾亏虚、纳差食少、肢软乏力等。

火腿炒菜花：火腿50g，菜花200g，调味品适量。将火腿切成片，将菜花洗好后掰成小块备用。将菜花、火腿片放入油锅内炒熟，放入调味品即成，每日1剂。可健脾养胃，适用于脾胃亏虚、纳差食少等。

◎芹菜

中医认为，本品性味甘、凉，归肝、胃、肺经。本品清热平肝，祛风利湿，润肺止咳，适用于肝火上炎之头晕目眩、面红目赤、中风偏瘫、小便不利、淋沥涩痛、肺热咳嗽、阴虚劳嗽等。

【激活免疫力食方】

芹菜蜜饮：鲜芹菜、蜂蜜各适量。将芹菜洗净，捣烂取汁，兑入蜂蜜，调匀饮服，每日1剂，分3次饮服。可清热平肝，适用于肝肾阴虚、高血压之头晕耳鸣、心烦失眠、口苦口干、尿赤便秘等。

◎韭菜

中医认为，本品性味辛、温，归肝、脾、肾、胃经。温补肾阳，固精止遗，行气活血，温中开胃，适用于脾肾阳虚之腹中冷痛、泄泻或便秘、虚寒久痢、噎膈反胃、阳痿、早泄、遗精、白浊、小便频数、小儿遗尿、女子白带过多、腰膝酸冷、月经痛、崩漏不止等。

【激活免疫力食方】

姜韭牛奶：韭菜250g，鲜姜25g，牛奶250g。将韭菜、鲜姜，切细，捣烂榨汁，与牛奶一同放入锅中，煮沸饮用，每日1剂。可健脾温中，适用于胃脘疼痛、纳差食少、呕恶等。

韭菜炒香干：韭菜300g，香干100g，调味品适量。将韭菜洗净，切段；香干切细条。锅置火上，加入适量食用油烧热，放入香干翻炒，淋入少量开水，放入韭菜炒熟，加调味品调味即可。可健脾益气，补肾温阳，适用于脾胃虚寒、噎膈反胃等。

◎黄花菜

中医认为，本品性味甘、平，归肝、脾、肾经。本品养血平肝，利尿消肿，通络下乳，适用于肝血亏虚、肝阳上亢之头晕、耳鸣、失眠多梦、小便不利、水肿、尿血、产后缺乳等。

【激活免疫力食方】

黄花鸡肝汤：黄花菜15g，鸡肝2副，鱼肚10g，调味品适量。将黄花菜洗净，鸡肝洗净、切片，鱼肚切片。锅中放适量清水烧开后，放入黄花菜、鸡肝、鱼肚，煮熟后放调味品即成。可养肝益肾，宁心安神，适用于失眠多梦、心悸怔忡等。

黄花菜粥：黄花菜30g，大枣10枚，大米100g，红糖适量。将大枣、大米加适量清水煮粥，待粥熟时调入黄花菜、红糖，再稍煮片刻即成，每日1剂。可健脾益气，宁心安神，增进食欲，适用于气血亏虚、倦怠乏力、食欲不振、心悸失眠、健忘多梦等。

◎茭白

中医认为，本品性味甘、寒，归脾、胃、肝、胆经。本品清热生津，利尿除湿，通利大便，适用于饮酒过度、烦热口渴、小便不利、湿热黄疸、粉刺、口舌生疮、大便秘结等。茭白含有丰富的纤维素，可促进胃肠蠕动，增进食欲，降低血脂，预防高血压、高脂血症、习惯性便秘等。

【 激活免疫力食方 】

茭白豆芽：茭白、绿豆芽各150g，调味品适量。将茭白洗净后切丝，绿豆芽洗净。锅中放油烧热后，放入茭白、绿豆芽，翻炒至熟，加调味品即可，每周2～3剂。可清热通便，适用于热结便秘、习惯性便秘。

茭白炒肉：茭白200g，瘦肉100g，调味品适量。将茭白和瘦猪肉切丝，一同放入锅中，炒熟后调味食用，每日1剂。可清热利湿，适用于肝经湿热、口苦口臭、胁痛纳呆、小便短黄或淋沥、大便秘结等。

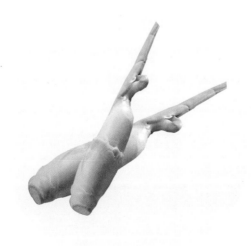

◎莴苣

中医认为，本品性味苦、甘、凉，归大肠、肝、胃经。本品清热利湿，通络下乳，适用于脾胃湿热之小便不利、尿血、产后缺乳等。

【激活免疫力食方】

莴苣粥：莴苣150g，大米50g，调味品适量。将莴苣切块备用，大米淘净后加适量清水煮粥，待粥煮沸后放入莴苣，煮至粥熟，放调味品，再稍煮片刻即成，每日1剂，连服1周。可清热利湿，适用于脾虚湿盛、小便不利、肢体水肿等。

◎洋葱

中医认为，本品性味辛、温，归脾、胃经。本品理气和胃，健脾消食，补虚疗损，适用于饮食减少、腹胀腹泻、创伤、溃疡久不收口等。洋葱有很强的杀菌、抗病毒之功，可预防感冒、流感，治疗咳嗽、泌尿系统感染等。

【激活免疫力食方】

洋葱炒瘦肉：洋葱、猪瘦肉、调味品各适量。将洋葱、猪瘦肉洗净切丝。锅中放油烧热后，放入猪瘦肉翻炒片刻，再放洋葱和调味品，炒熟后食用，每日1剂。可健脾益气，适用于脾胃亏虚、食欲不振、肢软乏力等。

◎茄子

中医认为，本品性味甘、寒，归脾、胃、大肠经。本品清热化瘀，消肿宽肠，适用于肠风下血、热毒疮痈、皮肤溃疡等。

【激活免疫力食方】

竹笋炒茄子：竹笋、茄子、调味品各适量。将竹笋、茄子洗净切丝，放入热油锅内翻炒至快熟时，放入调味品，再翻炒片刻即可，每日1剂。可润肠通便，适用于肠燥便秘、习惯性便秘。

◎黄瓜

中医认为，本品性味甘、凉，归脾、胃、大肠经。本品清热止渴，利湿解毒，适用于热病烦渴、醉酒口渴、咽喉肿痛、目赤火眼等症。

【激活免疫力食方】

凉拌黄瓜胡萝卜：黄瓜200g，胡萝卜100g，花生米50g，青椒30g，调味品适量。将黄瓜洗净，切丁；胡萝卜去皮，洗净，切丁；青椒洗净，切块。锅置火上，加适量清水，放入花生米煮熟后捞出；另加适量清水，将胡萝卜丁焯熟捞出。黄瓜丁、胡萝卜丁、花生米、青椒块同放入盘中，加调

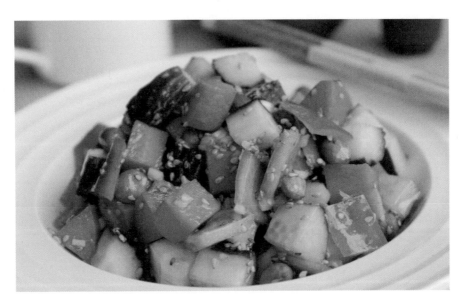

味品调味即可。可清热泻火，养阴生津，适用于热病和中暑伤阳、口渴引饮、纳差食少等。

◎萝卜

中医认为，本品性味辛、甘、凉，归脾、肺经。本品清热生津，凉血止血，下气宽中，消食化痰，适用于消渴口干、鼻衄、咳血、食积腹胀、咳喘泻痢、咽痛失音等。

【激活免疫力食方】

百合二汁汤：百合100g，甘蔗汁、萝卜汁各半杯，蜂蜜适量。先将百合洗净，加水煮烂后纳入甘蔗汁、萝卜汁和蜂蜜煮沸，睡前服。可润肺止咳，生津止渴，适用于肺燥咳嗽、胃脘隐痛、口干欲饮、纳差食少等。

◎番茄

中医认为，本品性味甘、酸，归肝、胃、肺经。本品清热生津，健胃消食，适用于热病口渴、暑天肢体困重、食欲不振等。

【激活免疫力食方】

鸭梨番茄饮：鸭梨、番茄各1个，蜂蜜30mL。将鸭梨和番茄去皮、榨汁，兑入蜂蜜饮服，每日1剂。可养阴清热，适用于病后阴虚、肺燥咳嗽、眼干目涩、口燥口苦等。

番茄蜜饮：番茄1个，蜂蜜适量。将番茄去皮、榨汁，兑入蜂蜜，调匀饮服，每日1剂。可清热生津，适用于热病烦渴、小便不利等。

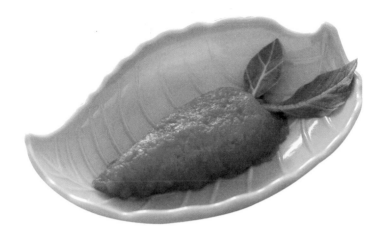

◎胡萝卜

中医认为，本品性味甘、平，归肺、脾经。本品健脾化滞，润肠通便，杀虫止痛，适用于胃脘胀满、饮食积滞、纳食不香、大便秘结、虫积腹痛等。本品还可预防血管硬化，降脂降糖，消除代谢障碍。

【 激活免疫力食方 】

胡萝卜猪肝汤：胡萝卜250g，猪肝100g，调味品适量。将胡萝卜和猪肝洗净、切片，放入锅中，加适量清水煮熟，加调味品，再稍煮片刻即可，每日1剂。可养血补肝，适用于气血不足之头晕目眩、视物不清等。

胡萝卜炒鳝鱼：胡萝卜、鳝鱼、调味品各适量。将鳝鱼切丝备用，胡萝卜切丝。锅中放油烧热，放鳝鱼煸炒，再放胡萝卜、调味品炒熟即成，每周2～3剂。可补益肝肾，适用于维生素A缺乏症、夜盲症等。

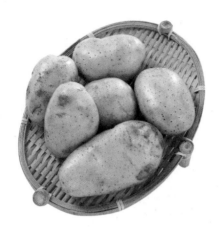

◎土豆

中医认为，本品性味甘、平，入胃、大肠经。本品补中益气，健脾和胃，养脏怡神，解毒疗疮，适用于胃痛、便秘、小儿痘疹、腮腺炎等。

【 激活免疫力食方 】

茭白土豆丝：茭白、土豆、调味品各适量。将茭白、土豆切丝，锅中放油烧热，放入茭白、土豆同炒，炒熟后放入调味品即可。可健脾养胃，适用于消化不良等。

素炒土豆丝：土豆、调味品各适量。将土豆洗净、切丝，放入油锅中翻炒，待熟时放入调味品即成，每日1剂。可健脾开胃，适用于脾胃亏虚、纳差食少、脘腹胀满、大便秘结等。

◎红薯

中医认为，本品性味甘、平，归脾、胃、大肠经。本品补益脾胃，生津止渴，养血下乳，通利大便，适用于脾胃虚弱、少气乏力、烦热口渴、产后缺乳、大便秘结等。

【激活免疫力食方】

红薯玉米粥：新鲜红薯150g，玉米面、大米各50g，白糖适量。将新鲜红薯洗净，切为薄片，加水与大米同煮为稀粥，待熟时调入玉米面、白糖，煮熟即成，每日1剂。可补益脾胃，生津止渴，通利大便，适用于脾胃虚弱、少气乏力、烦热口渴、大便秘结、产后缺乳、湿热黄疸、维生素A缺乏症及高脂血症等。

红薯萝卜汁：红薯、白萝卜、白糖各适量。将红薯和白萝卜榨汁，加白糖适量饮服，每日1剂。可养阴生津，适用于病后胃脘隐痛、口干欲饮、酒醉烦渴、小便不利等。

◎山药

中医认为，本品性味甘、平，归肺、脾、肾经。本品补脾胃，益肺肾，适用于脾胃虚弱、纳差食少、腹胀便溏、肺虚久咳、肾虚遗精等。

【激活免疫力食方】

山药羊肉汤：山药50g，羊肉500g，调味品适量。将山药切块，羊肉切片，两者同放锅中，加适量清水和调味品，武火烧沸后转文火，炖至羊肉烂熟即成，每2日1剂。可补益脾胃，温中暖下，适用于肾脾亏虚之脘腹冷痛、食欲不振、腰膝酸软、阳痿遗精等。

山药虾米粥：山药150g，大米100g，虾米20g，调味品适量。将虾米浸泡后清洗干净；山药去皮，洗净，切段。大米、山药、虾米同放入锅中，加适量水煮粥，粥熟后加调味品即可。可健脾开胃，适用于脾胃亏虚、食欲不振等。

◎莲藕

中医认为，本品性味甘、寒，归心、脾、胃经。本品清热生津，凉血止血，健脾止泄，适用于热病烦渴、吐血、衄血、脾虚、久泻等。

【激活免疫力食方】

藕节荸荠粥：荸荠、大米各100g，藕节10个，白糖适量。将荸荠、藕节榨汁备用，将大米淘净，加适量清水煮粥，待粥熟时调入荸荠汁、藕节汁和白糖，再稍煮片刻即可，每日1剂。可清热养阴，生津止渴，消积化痰，适用于热病伤阴、阴虚肺热、咳嗽痰多、食积不消、崩漏下血等。

◎荸荠

中医认为，本品性味甘、寒，归肺、胃经。本品清热养阴，生津止渴，消积化痰，止血止痢，适用于津伤口渴、肺燥咳嗽、食积不消、血痢等。本品对金黄色葡萄球菌、大肠杆菌和产气杆菌有抑制作用，同时含有抗病毒物质，可抑制流脑、流感病毒。荸荠对糖尿病患者多饮、多尿有一定的辅助治疗作用。

【激活免疫力食方】

荸荠萝卜汤：荸荠、萝卜等量。将荸荠和萝卜去皮、切细，水煎服，每日1～2剂。可消积化滞，适用于食积不消、脘腹胀满。

百合荸荠米糊：大米100g，鲜百合、荸荠各50g，水发银耳25g，冰糖适量。将荸荠去皮，洗净，切小丁；百合洗净，切细；银耳洗净，撕成小片。将大米、百合、荸荠、银耳、冰糖同放入料理机中，加清水至上下水位线间，按下"米糊"键，至米糊做好即可。可健脾胃，适用于脾胃亏虚、消化不良。

◎芋头

中医认为，本品性味甘、辛、平，有小毒，归大肠、胃经。本品解毒消肿，散结消瘰，开胃消食。

【激活免疫力食方】

芋头粥：芋头50g，大米100g，白糖适量。将芋头洗净，切为小块，将大米淘净，与芋头同放入锅内，加适量清水煮粥，待粥熟后加白糖调味食用，每日1剂，连续3～5天。可健脾胃，消食积，适用于脾胃亏虚、消化不良、小儿疳积。

芋头鸡汤：芋头300g，鸡汤500g，调味品适量。将芋头去皮，洗净，切成小块。锅中加入鸡汤煮沸，放入芋头，小火炖煮，待熟时放入调味品，再稍煮片刻食用，每日1剂。可健脾开胃，适用于脾肾亏虚、纳差食少、腰膝酸软等。

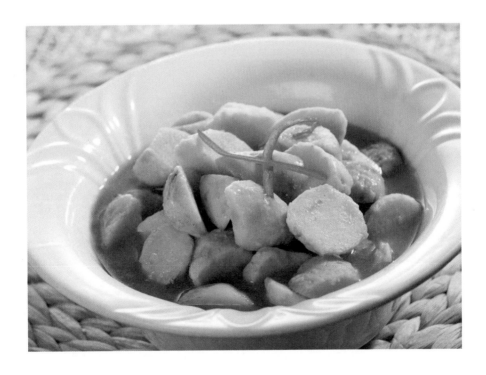

◎百合

中医认为，本品性味甘、微寒，归心、肺经。本品润肺止咳，清心安神，适用于肺燥咳嗽、肺虚久咳、痰中带血、神思恍惚、烦躁失眠。

【 激活免疫力食方 】

百合雪梨汤：干百合30g，雪梨1个，冰糖适量。将干百合用清水泡开，放入砂锅内，煮1小时，待百合熟烂，放入雪梨和冰糖，再煮30分钟即成。可滋阴润肺，适用于肺虚久咳，肺燥咳嗽、胸痛、便秘、尿黄等。

薏米百合汤：薏米200g，百合50g。将上述食材放入锅中加水5碗，煎至2碗，分3～4次服完，每日1剂。可补中益气，润肺止咳，适用于肺热咳嗽、胸痛、气促等。

◎冬瓜

中医认为，本品性味甘、淡、凉，归肺、大肠、小肠、膀胱经。本品利湿消肿，清热解毒，下气消痰，适用于水肿、小便不利、暑热烦闷、消渴等。

【 激活免疫力食方 】

鲤鱼冬瓜汤：鲤鱼250g，冬瓜500g，调味品适量。将鲤鱼去鳞、杂，冬瓜切块，一同放入锅中，加适量清水炖至鱼肉熟烂调味食用，每日1剂。可健脾利湿，适用于脾虚水肿、妊娠水肿，小便不利等。

冬瓜茶：冬瓜500g，红糖100g。冬瓜洗净，切小丁，与红糖拌匀，腌制2小时。腌好的冬瓜放入锅内，大火煮开，转小火煮2小时左右，滤出冬瓜汁，加水稀释，分数次服用。可清热解暑，适用于热病烦渴。

◎丝瓜

中医认为，本品性味甘、凉，归肝、胃经。本品清热解毒凉血，祛风化痰通络，适用于热病烦渴、肠风痔漏、疔疮痈肿、血淋、咳嗽痰喘、乳汁不通等。

【激活免疫力食方】

丝瓜粥：丝瓜150g，大米100g，调味品适量。将丝瓜切片备用，将大米煮粥，待粥熟时放入丝瓜、调味品再煮片刻即成。可清热解暑，化痰通络。适用于热病烦渴、咳嗽痰喘等。

蛤蜊丝瓜豆腐汤：蛤蜊150g，丝瓜、豆腐各100g，调味品适量。蛤蜊用盐水浸泡，吐沙后洗净，放入沸水中煮至开壳备用。锅置火上，加适量食用油烧热，放入丝瓜翻炒断生，加适量水煮开，放入豆腐煮8分钟，加入蛤蜊煮熟即可。可清热解毒，适用于热病伤阴、烦热口渴。

◎苦瓜

中医认为，本品性味甘、寒，归脾、胃经。本品清暑除烦，明目消肿，解毒止痢，适用于中暑烦躁、热渴引饮、目赤肿痛、痈肿、痢疾等。苦瓜有明显的降低血糖的作用，可调节胰岛功能，预防糖尿病并发症。

【激活免疫力食方】

凉拌苦瓜：苦瓜150g，胡萝卜50g，调味品适量。将苦瓜、胡萝卜洗净，切薄片。锅中加水烧开，放入苦瓜、胡萝卜焯水，捞出沥干，加调味品调味即可。可清热祛暑，解毒消肿，适用于热病、暑热烦渴、痈肿疮疖、热毒痢疾等。

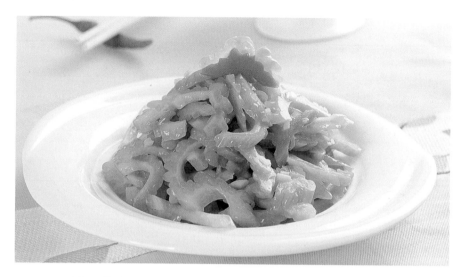

苦瓜茶叶饮：苦瓜1个，茶叶适量。将苦瓜切开去瓤，纳入茶叶，对合，悬挂于通风处阴干，每次取3~5g，沸水冲泡，频频饮服，每日1剂。可清热利湿，适用于湿热淋证、暑热等。

◎南瓜

中医认为，本品性味甘、温，归脾、胃经。本品补中益气，清热解毒，适用于脾胃虚弱、营养不良、肺痈等。

【激活免疫力食方】

南瓜粥：南瓜100g，大米50g，食盐适量。将南瓜去皮，切细备用。大米淘净，放入锅中，加适量清水煮粥，待粥煮沸时放入南瓜，煮至粥熟，加食盐调味食用，每日1剂。可补中益气，解毒杀虫，适用于脾胃虚弱、营养不良、肺痈、下肢溃疡等。

绿豆南瓜汤：南瓜500g，绿豆50g，食盐适量。将南瓜去皮，切块备用。将绿豆煮至开花后放入南瓜，煮至南瓜烂

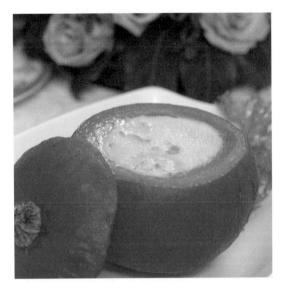

熟后加食盐调味食用。可清热解暑，利尿通淋，适用于中暑烦渴、身热尿赤、心悸胸闷等。

南瓜蒸蛋羹：小南瓜1个，鸡蛋1个，食盐适量。将南瓜瓤挖出，做成南瓜盅。鸡蛋打散，加适量盐搅匀，加适量温水。先将南瓜盅放入蒸锅，隔水蒸10分钟，再将蛋液倒入南瓜盅内，蒸7分钟即可。可补中益气，适用于脾胃虚弱、营养不良。

◎香椿

中医认为，本品性味苦、涩、平，归脾、胃经。本品清热解毒，美容养颜，涩肠止血，健胃理气，杀虫固精，适用于痢疾、疔疮、漆疮、疥疮、斑秃等。

【激活免疫力食方】

凉拌椿芽：香椿芽100g，生姜3片，大蒜3瓣，葱白3根，调味品适量。将香椿芽洗净，切段，生姜洗净切丝，大蒜和葱白洗净切碎。将香椿芽焯熟后放入盘中，加入生姜、大蒜、葱白、调味品拌匀即成，每日1剂。可清热解毒，健胃理气，适用于脾虚食少、口淡无味等。

香椿豆腐：鲜香椿、豆腐、调味品各适量。将鲜香椿芽切成碎末，将豆腐切成丁，再加调味品拌匀即成，每日1剂。可清热解毒，适用于肺热咳嗽、湿热泄泻等。

◎苦菜

中医认为，本品性味苦、寒，归肺、脾、大肠经。本品清热凉血，解毒消肿，适用于痢疾、黄疸、血淋、痔瘘、疔肿、虫蛇咬伤等。

【 激活免疫力食方 】

清煮苦菜汤：连根苦菜适量。将苦菜洗净切细，加适量清水煮沸后，代茶饮服，每日1剂。可清热利湿，适用于肺热咳嗽、咽喉疼痛、黄疸、疔肿等。

炒苦菜：苦菜、调味品适量。将苦菜洗净、切段，放入油锅中，调味食用，每日1剂。可清热利湿，适用于肺热咳嗽、咽喉疼痛、痢疾、热淋等。

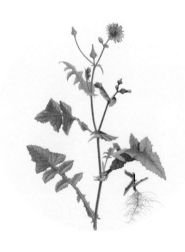

三、畜禽肉类

◎猪肉

中医认为，本品性味甘、咸、平，归脾、胃、肾经。本品滋阴润燥，健脾益气，适用于热病伤津、消渴羸瘦、燥咳、便秘等。

【激活免疫力食方】

猪脊肉粥：猪脊肉、大米各100g，调味品适量。将猪脊肉洗净切细，用油烹炒片刻，而后与大米一同放入锅中，加适量清水，煮为稀粥，待粥熟时放入调味品，再稍煮片刻即成，每日1剂。可补中益气，滋养脏腑，滑润肌肉，适用于体弱消瘦、营养不良等。

芥菜猪肉汤：鲜芥菜、猪瘦肉、调味品各适量。先将芥菜洗净，切细备用。将猪瘦肉洗净切丝，放入锅中，加适量清水煮沸后，放入调味品，文火煮至肉熟后，放入芥菜，再稍煮片刻即成，每日1剂。可健脾利湿，适用于脾虚之肢体水肿、脘腹胀满、女子带下过多等。

◎牛肉

中医认为，本品性味甘、平，归脾、胃经。本品补脾胃，益气血，强筋骨，适用于虚损羸瘦、消渴、痞积、水肿、小便不利、腰膝酸软、纳差食少等。

【激活免疫力食方】

牛肉粥：牛肉、大米各100g，调味品适量。将牛肉洗净切细，放入碗中备用。将大米淘净，加适量清水煮粥，待煮沸后放入牛肉，煮至肉烂粥熟，放入调味品，再稍煮片刻即成，每日1剂，3~5日为1疗程。可补脾胃，益气血，适用于脾胃亏虚之消瘦乏力、纳差食少等。

牛肉冬瓜汤：牛肉500g，冬瓜250g，调味品适量。将牛肉、冬瓜洗净切块。将牛肉放入锅中，加适量清水煮沸后去血沫，加调味品，煮至牛肉烂熟时放入冬瓜煮熟，调味后食用，每日1剂。可健脾运中，利湿消肿，适用于脾虚湿盛之水肿、小便涩少等。

◎ 羊肉

中医认为，本品性味甘、温，归脾、胃、肾经。本品益气血，补虚损，温中阳，适用于脾胃亏虚之虚损瘦弱、疲乏无力，以及中阳不振之里急腹痛、胁痛、四肢不温、腰膝酸软等。

【 激活免疫力食方 】

羊肉栗子汤：羊肉、鸡汤、栗子、调味品各适量。将羊肉洗净切块，栗子去壳备用。将羊肉放入锅中翻炒片刻，然后倒入鸡汤煮沸，再放栗子、调味品，煮至羊肉烂熟后即成，每日1剂。可补肾益气，适用于肾虚腰痛、咳嗽气促等。

葱爆羊肉卷：羊肉卷300g，大葱100g，调味品适量。将大葱择洗干净，切丝。锅中放适量清水烧开，放入羊肉卷焯水去腥后捞出。另起锅加适量植物油，油烧热后放入葱丝翻炒，至炒出香味后放入焯好的羊肉卷，翻炒至肉熟，加调味

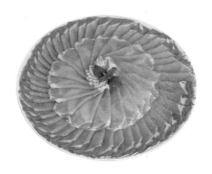

品调味即可。可补益气血，补虚养身，适用于虚劳不足、脾胃亏虚等。

◎鸡肉

中医认为，本品性味甘、温，归脾、胃经。本品健脾益气，生精填髓，适用于虚劳消瘦、中虚食少、泄泻、下痢、水肿、带下、产后乳少、病后虚弱等。鸡肉含有丰富的蛋白质，而且脂肪含量较低，为产妇、年老体弱者的佳肴。

【激活免疫力食方】

鸡汤粥：鸡汤适量，大米100g，调味品适量。取鸡汤与大米煮粥，待粥熟时放入调味品，再稍煮片刻即成，每日1剂。可补中益气，补精生髓，适用于脾胃虚弱之饮食减少、虚损瘦弱、腰膝酸软等。

核桃鸡丁：核桃仁100g，鸡肉250g，调味品适量。将核桃炸黄备用，鸡肉洗净切丁。将鸡丁放入油锅中炒至七成熟时，放入核桃和调味品，炒至鸡丁熟透即成。可益气养血，补肾壮阳，明目益精，适用于肺肾两亏之咳嗽、气喘、眩晕、便秘、视物模糊、记忆力下降、大便秘结等。

◎鸭肉

中医认为，本品性味甘、咸、微寒，归脾、胃、肺、肾经。本品滋阴养胃，利水消肿。鸭为水禽，尤其适合体内有热、上火者食用。

【激活免疫力食方】

鸭肉海参汤：鸭肉、海参、调味品各适量。将鸭肉洗净，切块，海参切片，同放入油锅中翻炒，后倒入鸡清汤煮

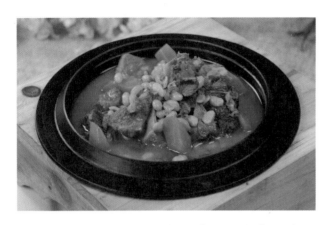

沸，再放调味品，煮至鸭肉、海参熟透后即成，每日1剂。可养阴补肾，适用于病后体虚不复、腰膝酸软、阳痿、早泄、遗精等。

鸭肉胡萝卜黄豆汤：鸭肉、胡萝卜、黄豆、调味品各适量。将鸭肉洗净切块；胡萝卜去皮，洗净，切块；黄豆泡软。将鸭肉、黄豆放入锅中，加适量清水，文火煮至鸭肉、黄豆熟，加胡萝卜，小火炖至食材烂熟，加调味品调味即可。可滋阴健脾，养胃生津，适用于脘腹疼痛、纳差食少等。

◎鹅肉

中医认为，本品性味甘、平，归脾、肺经。本品益气补虚，和胃止渴，适用于脾胃虚弱之消瘦乏力、食少，以及气阴不足之口干思饮、咳嗽气短、消渴等。

【激活免疫力食方】

山药鹅肉汤：鹅肉150g，山药100g，调味品适量。将鹅肉洗净、切块，将山药切块，一同放入锅中，加适量清水，煮至鹅肉熟烂后，加调味品，再稍煮片刻，食肉饮汤，每日1剂。可益气健脾，适用于肺虚咳嗽、脾虚消瘦、纳差食少等。

四、水产类

◎鲢鱼

中医认为，本品性味甘、温，归脾、胃经。本品健脾补气，温中暖胃，适用于脾胃虚弱、食欲减退、瘦弱乏力、腹泻等。

【 激活免疫力食方 】

鱼头炖冬菇：鲢鱼头1个，冬菇、肥肉、调味品各适量。将鲢鱼头切为两半，放入调味品腌2小时。将鲢鱼头、肥肉、冬菇一同放入盘中，加适量清水，上笼蒸30分钟左右，再放入调味品即成，每日1剂。可健脑、明目、益智，适用于肾阴不足、髓海不充之心悸、失眠、步态不稳、视物模糊等。

干姜鲢鱼：鲢鱼1条，干姜10g，食盐适量。将鲢鱼洗净、切块，加食盐适量，与干姜一同放入碗中，蒸熟食用，每日1剂。可温中健胃，适用于脾胃虚寒之呕吐泛酸、纳差食少、四肢不温等。

◎草鱼

中医认为，本品性味甘、温，归肝、脾、胃经。本品暖胃和中，平降肝阳，祛风除痹，适用于虚劳、脾胃虚弱、纳差食少、肝阳头痛、风寒湿痹等。

【 激活免疫力食方 】

豆腐鱼块：甘草10g，草鱼300g，豆腐皮、调味品各适量。将甘草水煎取汁（约200mL）。草鱼切块，加调味料腌半小时，而后用豆腐皮将鱼块包紧，置热锅中翻炸片刻取出。在锅中放入鱼块、调味品和甘草汁，武火烧沸后转文火焖至鱼块熟烂即成，每日1剂。可补中益气，健脾开胃，适用于脾胃亏虚、纳差食少等。

◎**鲤鱼**

中医认为，本品性味甘、平，归脾、胃、肾经。本品补益脾胃，利水消肿，养血通乳，适用于脾胃虚弱、食欲不振、脾虚水肿、小便不利、咳嗽气促、妊娠水肿、胎动不安、产后气血亏虚、乳汁分泌不足等。

【激活免疫力食方】

鲤鱼大米粥：鲤鱼1条，大米50g，调味品适量。将鲤鱼除鳞、杂，洗净，切块，水煎取汁备用。将大米淘净，放入锅中，加适量清水煮粥，待粥熟时调入鲤鱼汁、调味品，再稍煮片刻即成，每日1剂。可益气养血，安胎通乳，适用于病后脾胃亏虚、孕妇胎动不安、胎漏下血、产后缺乳等。

鲤鱼冬瓜汤：冬瓜100g，鲤鱼1条，调味品适量。将鲤鱼除鳞、杂，洗净；冬瓜去皮、瓤，洗净，切片。锅置火

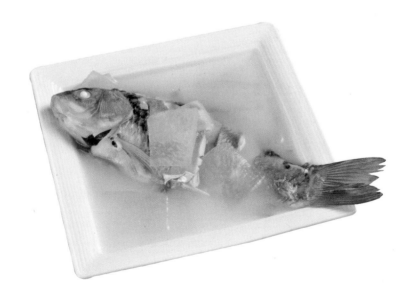

上，加适量植物油烧热，放入鲤鱼煎至两面金黄，加水煮沸后放入冬瓜，大火再次煮沸后转小火，炖熟调味即可，每日1剂。可健脾利湿，适用于脾虚水肿、小便不利。

◎鲫鱼

中医认为，本品性味甘、平，归脾、胃、大肠经。本品补脾开胃，养血通乳，除湿利水，适用于脾胃虚弱、少食乏力、产后缺乳、肢体水肿、小便不利、筋骨疼痛、肢体困重等。

【激活免疫力食方】

陈皮鲫鱼：陈皮10g，鲫鱼250g，调味品适量。将陈皮泡开、洗净、切丝，将鲫鱼除鳞、杂后洗净备用。将陈皮、调味品放入鱼腹内，将鲫鱼放入碗中，隔水炖熟后食用。可健脾化痰，适用于痰湿咳嗽、脘腹胀闷、纳差食少等。

◎带鱼

中医认为，本品性味甘、咸、温，归肝、脾经。本品益气养血，暖胃养肝，泽肤美容，适用于久病体虚、血虚头晕、气短乏力、食少消瘦、胃脘冷痛、消化不良、营养不良、产后乳汁不足、疮疖痈肿、外伤出血等。

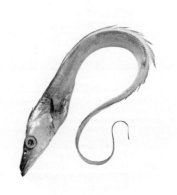

【激活免疫力食方】

带鱼姜汁饭：带鱼100g，大米、姜汁、植物油各适量。将带鱼肉剁为肉糜，加适量姜汁和植物油拌匀备用。将大米淘净，放入碗中加适量清水后放入笼中，用武火蒸40分钟，将鱼肉倒在饭上，铺平，续蒸20分钟即可，每日1剂。可益气养血，适用于病后脾虚、消化不良、营养不良、产后乳汁不足等。

清蒸带鱼：带鱼、调味品各适量。将带鱼洗净，放入盘中，加调味品拌匀，放入笼中，蒸熟即成，每日1剂。可补虚益气，适用于病后体虚、纳差食少、肢软乏力、营养不良、毛发枯黄等。

◎鳝鱼

中医认为，本品性味甘、温，归肝、脾、肾经。本品益气养血，祛风除湿，强筋壮骨，止血，适用于气血不足、虚弱消瘦、体倦乏力、产后恶露不尽、风湿痹痛等。能调节血糖，是糖尿病患者的理想食品。

【激活免疫力食方】

姜汁鳝鱼饭：鳝鱼150g，大米、姜汁、调味品各适量。将黄鳝洗净、切段，与姜汁拌匀备用。大米淘净，放入碗中，加适量清水后放入笼中，武火蒸40分钟后，将黄鳝倒在饭上铺平，续蒸20分钟即可，每日1剂。可补血健胃，适用于病后虚损、贫血、纳差、消瘦、肢软乏力等。

翠皮鳝丝：西瓜皮150g，鳝鱼100g，淀粉、调味品各适量。将西瓜皮榨汁备用，鳝鱼洗净、切片，用西瓜皮汁液、调味品、淀粉等勾芡。油锅烧热后放入鳝鱼翻炒，炒熟即成。可清热除湿，利尿消肿，适用于心悸、水肿、小便不利等。

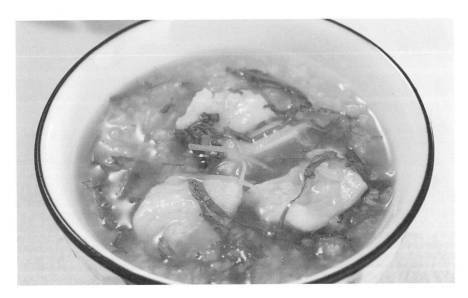

◎武昌鱼

中医认为，本品性味甘、平，归胃、脾、肺经。本品补虚健脾，养血祛风，适用于气血两虚、心悸怔忡、纳差食少、皮肤瘙痒等。经常食用本品可以预防贫血、低血糖、高血压和动脉硬化等。

【激活免疫力食方】

武昌鱼粥：武昌鱼1条，大米100g，小白菜50g，调味品适量。将武昌鱼洗净、切片；小白菜洗净，切细丝。将大米淘净，放入锅中，加适量清水煮粥，待粥熟时，倒入武昌鱼片、小白菜丝、调味品，再稍煮片刻即成，每日1剂。可益气养血，安胎通乳，适用于病后脾胃亏虚、纳差食少、胎动不安、产后缺乳、乳汁分泌不足等。

◎墨鱼

中医认为，本品性味咸、平，归肝、肾经。本品养血通经催乳，补脾益肾滋阴，适用于肝肾两虚、阴血不足之经闭、崩漏或月经量少、产后乳汁分泌不足，以及精血亏损、头晕耳鸣、遗精早泄等。本品还具有抗病毒、抗辐射的作用。

【激活免疫力食方】

墨鱼猪肉：墨鱼50g，猪脊肉100g，调味品适量。将墨鱼洗净切段，将猪肉洗净、切片，一同放入锅中，加适量清水煮开后放入调味品，用文火炖熟即可，每日1剂。可补中益气，养血通乳，适用于病后气血亏虚、产后缺乳等。

墨鱼猪肉莲药汤：墨鱼100g，猪瘦肉150g，鲜山药100g，莲子10g，调味品适量。将墨鱼切段，猪瘦肉切片，山药切块，同置于砂锅中，加适量清水煮沸后，加入调味品，煮至肉熟汤浓即成，每日1剂。可补益肝肾，适用于肝肾亏虚、腰膝酸软、头目眩晕等。

桂圆墨鱼：桂圆肉15g，墨鱼30g，调味品适量。将墨鱼切片，同桂圆肉放入锅中，加适量清水煮沸后放入调味品，用文火煮至墨鱼熟透即可，每日1剂。可养血调经，适用于气血亏虚之心悸、失眠、月经不调、痛经等。

◎虾

中医认为，本品性味甘、咸、温，归肝、肾经。本品补肾壮阳，下乳通经，适用于肾虚阳痿、遗精、遗尿、精液稀少，以及产后气血不足、乳汁缺乏等。虾富含磷、钙，对小儿、孕妇尤益。

【激活免疫力食方】

海参虾米粥：海参30g，虾米15g，大米100g，调味品适量。将海参泡发、剖洗干净，将虾米浸泡后洗净。将海参加适量清水煮烂后，加大米、虾米煮为稀粥，待粥熟时放入调

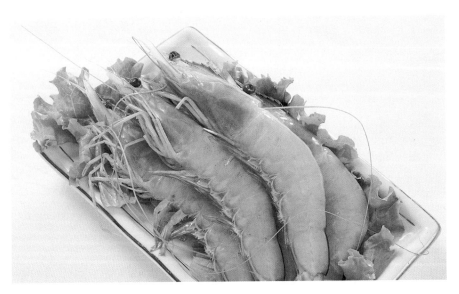

味品即可，每日1剂，晨起空腹食用。可补肾、益精、养血，适用于精血亏损、体质虚弱、性功能减退、遗精、尿频，以及女子月经量少、闭经等。

韭黄炒鲜虾：韭黄250g，鲜虾400g，调味品适量。将韭黄洗净、切段，鲜虾去壳取肉。将油锅烧热后放虾肉、韭黄、调味品连续翻炒，炒熟后起锅装盘，每日1剂。可健脾胃，补虚损，温肾阳，适用于脾肾亏虚、食欲不振、腰膝无力、阳痿、遗尿、遗精、盗汗、大便秘结等。

虾蛋：虾米3g，鸡蛋2个。将鸡蛋顶端钻小孔，纳入虾米并拌匀，外用湿纱布盖严，蒸熟食用，每日1剂。可健脾益气，温阳补肾，适用于脾虚食少、阳痿遗精、夜尿频多、小儿疳积等。

◎海参

中医认为，本品性味甘、咸、温，归心、肾经。本品补肾益精，养血润燥，适用于肾虚不固、精血亏少之羸弱消瘦、梦遗阳痿、小便频数、腰膝酸软、遗精、遗尿，以及血虚乏力、面色萎黄、血虚经闭、肠燥便秘等。

【激活免疫力食方】

海参大枣猪骨汤：海参50g，大枣10枚，猪骨1000g，调味品适量。将海参切片，大枣去核，猪骨打碎，三者加水同炖1~2个小时，加调味品即可，每日1剂。可补益脾肾，养血生髓，适用于脾肾亏虚、腰膝酸软、面色苍白、头目昏眩等。

海参小米粥：海参1只，小米100g，南瓜50g。南瓜去皮，切碎；海参泡发后切小丁。将小米、南瓜碎放入锅中，加水煮粥，煮至粥熟后，加入海参，再小火煮20分钟即可。可益气养血，适用于脾胃亏虚、病后虚损等。

◎ 海蜇

中医认为，本品性味甘、咸、平，归肝、肾经。本品清热化痰，消积化滞，适用于痰热咳嗽、哮喘、大便秘结、消化不良、食欲不振等。本品还有降血压、预防动脉硬化的作用。

【激活免疫力食方】

海蜇拌萝卜：海蜇、白萝卜、调味品各适量。将海蜇、白萝卜切丝，将海蜇丝煮熟后捞出，与白萝卜丝、调味品等拌匀即可，每日1剂。可清热养阴，润肠通便，适用于痰热咳嗽、酒醉烦渴、大便秘结等。

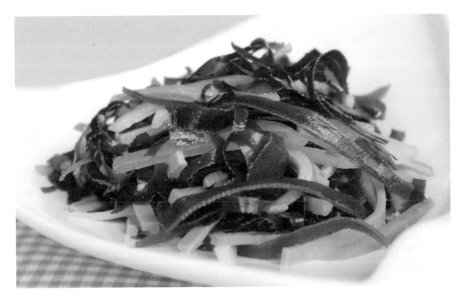

◎ **海带**

中医认为，本品性味咸、寒，归肺经。本品化痰软坚，祛湿止痒，适用于瘿瘤、瘰疬、睾丸肿痛、痰块结节等。

【 激活免疫力食方 】

海带瘦肉粥：干海带10g，猪瘦肉150g，大米100g，调味品适量。将海带泡发、切细，将猪瘦肉切丝备用。将大米淘净，放入锅中煮粥，粥中放入海带、猪肉丝、调味品，煮至粥熟即成，每日1剂。可软坚散结，化痰止咳，适用于痰热咳嗽、瘰疬痰核、淋巴结肿大。

胡萝卜海带丝：胡萝卜50g，干海带30g，熟火腿50g，调味品适量。将海带泡发、切丝；胡萝卜去皮，洗净，切丝；熟火腿切丝。将海带丝、胡萝卜丝分别焯熟，与火腿丝同摆入盘中，加入调味品调味即可，每日1剂。可化痰止咳，降脂利湿，适用于肺热咳嗽、高脂血症、肥胖等。

◎紫菜

中医认为，本品性味甘、咸、寒，归肺经。本品化痰软坚，清热利尿，适用于痰热互结之瘿瘤、瘰疬、水肿、小便不利、脚气等。紫菜含碘丰富，还可增强机体免疫力，预防肿瘤，降低胆固醇。

【激活免疫力食方】

紫菜冬瓜汤：紫菜、冬瓜、调味品各适量。将紫菜泡发、冬瓜切片。锅中加水煮开后放入冬瓜，待冬瓜煮熟后放入紫菜和调味品，再稍煮片刻即成，每日1剂。可清热利湿，适用于水肿。

◎牡蛎

中医认为，本品性味甘、咸、平，归心经。本品滋阴养血，宁心安神，适用于心悸怔忡、心血不足、烦热失眠、盗汗、心神不宁等。

【激活免疫力食方】

牡蛎肉粥：牡蛎肉、大米各100g，调味品适量。将牡蛎肉洗净，同大米一起煮粥。待粥熟时，放入调味品即成，每

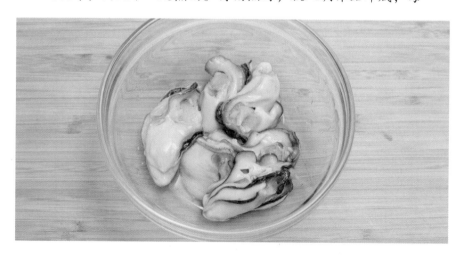

日1剂。可滋阴养血，宁心安神，适用于阴血不足、心悸怔忡、烦热失眠、盗汗、心神不安等。

五、菌菇类

◎银耳

中医认为，本品性味甘、平，归肺、胃、肾经。本品滋阴润肺，益胃生津，适用于肺热咳嗽、肺燥干咳、痰中带血，以及胃阴不足、咽干口燥、大便秘结等。本品还能降低化疗药物的不良反应，增强人体免疫力，增强肿瘤患者对放疗和化疗的耐受力。

【激活免疫力食方】

银耳鸭蛋汤：银耳15g，冰糖适量，鸭蛋1只。将银耳泡发并洗净，同冰糖一起加水煎煮，待银耳烂熟后，调入打散的鸭蛋煮熟即成，每日2剂。可滋阴润肺，生津止渴，适用于阴虚肺燥之咳嗽痰少、咽干口渴等。

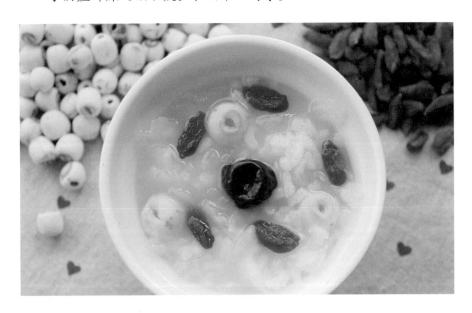

银耳莲子粥：银耳15g，大米50g，大枣10g，莲子15g，葡萄干适量。将银耳泡发并洗净，同大米、莲子、大枣、葡萄干一起加水炖至黏稠状即成。可健脾润肺，适用于肺胃阴虚之胃脘隐痛、纳差食少、干咳少痰等。

◎黑木耳

中医认为，本品性味甘、平，归肺、肾经。本品凉血止血，健脾开胃，适用于血痢、血淋、崩漏、痔疮、脾胃虚弱、食欲不振等。黑木耳还可降低血脂，预防心脑血管疾病。

【激活免疫力食方】

炒什锦：水发木耳50g，胡萝卜100g，白菜200g，调味品适量。将木耳洗净，撕小朵；白菜洗净，切片；胡萝卜去皮，洗净，切薄片。锅置火上，加适量植物油烧热，倒入木耳、胡萝卜、白菜，大火翻炒至熟，加调味品调味即可，每日1剂。可补气养血，化痰止咳，适用于肺虚咳嗽、肌肤不荣、毛发枯干等。

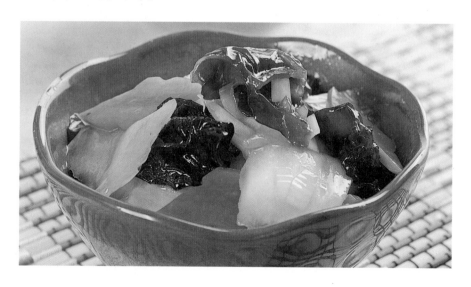

◎蘑菇

中医认为，本品性味甘、凉，入胃、肺、肠经。本品补脾益气，防癌抗癌，适用于脾胃虚弱、食欲减退、乏力倦怠等。

【激活免疫力食方】

无花果蘑菇汤：无花果、蘑菇、调味品各适量。将无花果切碎，蘑菇切块，一同放入锅中，加入调味品，炖熟食用，每日1剂。可益气扶正，适用于病后体虚、脾胃亏虚等。

◎香菇

中医认为，本品性味甘、平，归脾、胃经。本品补脾益气，防癌抗癌，托毒透疹，适用于脾胃虚弱、食欲减退，以及小儿麻疹透发不畅等。

【激活免疫力食方】

香菇炒瘦肉：香菇、猪瘦肉、调味品各适量。将香菇、猪瘦肉洗净、切丝，油锅烧热后倒入猪肉丝翻炒片刻，再放入香菇和调味品，炒熟后食用，每日1剂。可益气健脾，适用于脾胃亏虚、食欲不振、纳差食少等。

◎金针菇

中医认为，本品性味甘、寒、咸，归肝、脾经。本品补肝肾，健脾胃，适用于胁肋胀痛、胃脘疼痛、纳差食少等。

【激活免疫力食方】

凉拌金针菇：金针菇、调味品各适量。将金针菇洗净、撕碎，放入沸水中焯熟，放入盘中，加调味品即可，每日1剂。可健脾开胃，适用于纳差食少等。

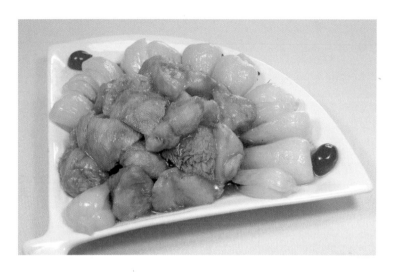

◎猴头菇

中医认为，本品性味甘、平，入肺、胃、肾经。本品健脾养胃，补益肾精，适用于脾胃亏虚、纳差食少、大便溏薄、失眠、眩晕、腰膝酸软、阳痿遗精等。本品还具有提升免疫力、抗肿瘤、抗衰老、降血脂等多种食疗功效。

【 激活免疫力食方 】

猴头菇鸡汤：猴头菇150g，鸡汤、调味品各适量。将猴头菇切片，放入鸡汤中煮熟，调味后食用，每日1剂。可养血益气，适用于神经衰弱、头晕心悸、失眠、体倦乏力，以及手术、放疗、化疗后的调理。

猴头菇菜心：猴头菇150g，油菜心300g，番茄50g，调味品适量。将猴头菇洗净，切块，入沸水中焯透，捞出；油菜心择洗干净；番茄洗净，去蒂，切月牙瓣。锅置火上，倒入适量植物油，待油烧热，加葱花炒香，放入油菜心和番茄炒熟，倒入猴头菇炒匀，加调味品调味即可。可补肾益气，适用于脾肾亏虚，头晕心悸，腰膝酸软等。

六、谷物、豆类

◎小米

中医认为，本品性味甘、微寒，归胃、大肠经。本品健脾和胃，补益虚损，和中益肾，适用于脾胃虚热、消化不良和积食腹痛等。

【激活免疫力食方】

小米山药粥：小米100g，山药50g，枸杞少许。山药去皮，洗净，切小块。小米、山药一同下锅煮粥，待粥七成熟时放入泡好的枸杞，煮至粥稠、米烂、山药熟即可，每日1剂。可健胃除湿、清热解渴，适用于脾胃不和、营养不良等。

◎玉米

中医认为，本品性味甘、淡，归脾、胃经。本品益肺宁心，健脾开胃，利水通淋，适用于脾虚气虚、营养不良和水肿等。

【激活免疫力食方】

胡萝卜玉米面粥：玉米面100g，胡萝卜20g。将玉米面用冷水调成玉米面糊；胡萝卜去皮，洗净，切丁。锅置火上，倒入调稀的玉米面糊，加入适量清水大火煮沸，加入胡萝卜丁，转小火煮成稠粥即可，每日1剂。可消食化滞，健脾止痢，适用于消化不良、积食腹痛等。

◎燕麦

中医认为，本品性味甘、平，归肝、脾、胃经。本品补益脾胃，益肝和胃，润肠止汗，适用于肝胃不和所致食少、纳差、大便不畅等。

【激活免疫力食方】

牛奶燕麦饭：燕麦片30g，大米70g，鲜牛奶200g。将燕麦片和大米淘洗干净后，与牛奶一同倒入电饭锅内，加适量水蒸至蒸饭键开关跳起即可，每日1~2剂。可益脾养心，促进肠胃蠕动，适用于腹胀便秘、体虚盗汗等。

◎黑米

中医认为，本品性味甘、平，归脾、胃经。本品补益脾胃，滋养肝肾，适用于脾胃亏虚、纳差食少、肢软乏力、头目眩晕、毛发脱落等。

【激活免疫力食方】

黑米粥：黑米100g，黑枣10枚。将黑米淘净，与黑枣一同煮粥食用，每日1~2剂。可健脾养胃，养血润肤，适用于脾胃亏虚、食欲不振、黄褐斑等。

◎薏米

中医认为，本品性味甘、淡、微寒，归脾、胃、肺、大肠经。本品健脾益气，利水消肿，祛湿除痹，清热排脓，通淋止泻，适用于脾虚泄泻、小便不利、肢体肿满、风湿痹痛、肠痈等。

【激活免疫力食方】

薏米百合汤：薏米200g，百合30g。将薏米和百合洗净，加水5碗，煎至3碗，分3次食用，每日1剂。可清热散结，止咳化痰，适用于久咳胸痛、痰浓味臭、喘促等。

◎**绿豆**

中医认为，本品性味甘、凉，归心、胃经。本品清热解暑，利湿通淋，解毒消肿，适用于热病烦渴、疮痈肿毒等。

【激活免疫力食方】

绿豆红枣汤：绿豆50g，红枣10枚，冰糖适量。将绿豆和红枣洗净，一同放入锅中，加适量清水煮至豆熟枣烂后，加冰糖食用。可健脾益气，清热解暑，适用于食欲不振、中暑等。

◎**扁豆**

中医认为，本品性味甘、温，归脾、胃经。本品健脾和中，清暑化湿，止吐止泻，适用于中暑发热、暑湿吐泻、脾虚乏力、食少便溏等。

【激活免疫力食方】

扁豆煎鸡蛋：扁豆30g，鸡蛋2个，盐适量。将扁豆洗净并切细，放入打散的鸡蛋中，加适量食盐调匀。将混有扁豆的蛋液放入油锅内，煎炒至熟即成，每日1剂。可健脾和中，适用于脾虚湿阻、暑湿下痢、腹痛腹泻、头重身困、肢软乏力等。

◎**赤小豆**

中医认为，本品性味甘、酸、平，归心、小肠经。本品健脾利水，解毒消肿，适用于水肿、脚气、腹胀腹泻、疮痈肿毒、痄腮、产后缺乳等。

【激活免疫力食方】

赤豆炖鸡：母鸡1只，赤小豆30g，草果6g，调味品适量。将母鸡洗净，同赤小豆、草果一同放入砂锅内，加入清水和调味品，用武火煮沸后转文火，炖至鸡肉和赤小豆熟烂即成，每两日1剂。可利水消肿，适用于肢体水肿。

◎豆腐

中医认为，本品性味甘、凉，归脾、胃、大肠经。本品补脾益气，健脾利湿，清热解毒，适用于病后体虚、气短食少、乳汁分泌不足、肾虚小便不利、脾胃积热、痤疮、口干咽燥、肺热咳嗽、脘腹胀满等。豆腐为高钙、低脂、低热量食物，可预防更年期疾病、骨质疏松症。

【激活免疫力食方】

山药豆腐汤：山药150g，豆腐500g，调味品适量。将山药去皮后切丁，将豆腐切成小块。锅中加适量油，烧热后放入山药、豆腐翻炒，放入调味品，加适量清水再煮片刻即成。可健脾益肾，适用于肺热咳嗽、干咳痰少等。

◎豆浆

中医认为，本品性味甘、温，归脾、胃、肺经。本品补中益气，健脾开胃，养阴润燥，适用于脾胃亏虚、纳差消瘦、肢软乏力、腰膝酸软等。适量饮用豆浆可提升机体免疫力。

【激活免疫力食方】

花生豆奶：花生50g，豆浆、牛奶各150g，白糖适量。将花生炒熟并研细，放入白糖，加入豆浆和牛奶一同煎煮，每日1剂。可补肺益气，适用于肺虚咳嗽。

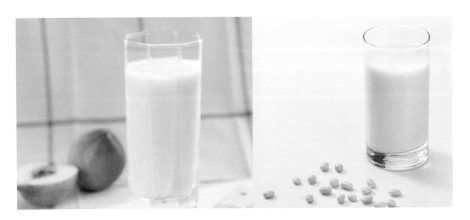

芝麻豆奶：黑芝麻20g，豆浆、牛奶各150g，白糖适量。将黑芝麻炒熟并研细，加入豆浆、牛奶和白糖，每日1剂。可益气养血，润肠通便，适用于脾胃亏虚、纳差食少、毛发脱落、肌肤粗糙、大便秘结、产后缺乳等。

七、调料类

◎蜂蜜

中医认为，本品性味甘、平，归肺、脾、大肠经。本品补中益气，缓急止痛、润肺止咳，润肠通便，解毒疗疮，适用于脾胃亏虚之倦怠食少、脘腹疼痛，肺虚干咳，以及久咳不止、体虚津亏之大便秘结等。

【 激活免疫力食方 】

枣蜜粥：大枣5个，大米100g，蜂蜜适量。将大米淘净，同枣一起加适量清水煮粥，待粥熟时调入蜂蜜，再稍煮片刻即成，每日1剂。可补中缓急，润肺止咳，润肠通便，适用于脾胃亏虚之倦怠食少、脘腹疼痛、肺虚干咳，以及久咳不止、体虚津亏之大便秘结等。

◎茶叶

中医认为，本品性味苦、甘、凉，归心、肺、胃经。本品清热除烦，清利头目，消食化积，通利小便，适用于热病烦渴、风热头痛、食积不消、小便淋涩等。

【激活免疫力食方】

茶蜜粥：茶叶5g，大米100g，蜂蜜适量。将茶叶放入锅中，加适量清水，水煎取汁，再加大米煮为稀粥，待粥熟时调入蜂蜜，再稍煮片刻即成，每日1剂。可消食化痰，清热止痢，除烦止渴，提神醒脑，适用于脾虚食积不消、口干烦渴、精神疲惫等。

奶茶：红茶5g，纯牛奶150g，糖适量。将茶叶放入锅中，加适量水煮沸，转小火煮8~10分钟，滤出茶水约300g，与纯牛奶150g混合，加糖调味即可。可除烦止渴，醒脑提神，适用于口干烦渴，精神疲惫等。

◎咖啡

中医认为，本品性味甘、温，归脾、胃、心经。本品醒脑提神，利尿消肿，适用于神疲嗜睡、醉酒不醒、水肿、小便不利、消化不良等。

【激活免疫力食方】

咖啡粥：咖啡粉5g，大米100g。先取大米煮粥，待粥熟后调入咖啡粉，煮沸食用，每日1剂，连服2~3天。可除烦止渴，提神醒脑，适用于心情抑郁、神疲乏力，以及饮酒过量、口干烦渴。

◎**食醋**

中医认为，本品性味酸、苦、温，归肝、胃经。本品活血化瘀，解毒止血，安蛔止痛，适用于瘀血内阻之症瘕积聚、瘀肿疼痛、虫积腹痛、蛇虫咬伤等。

【激活免疫力食方】

姜泡醋：嫩姜300g，白醋500g，盐、糖各适量。嫩姜洗净，切薄片，撒上盐静置2小时。用手挤出姜片中的水分后，将姜片装入空瓶中，倒入白醋至没过姜片，加适量糖调味，拧紧瓶盖，1天后即可食姜喝醋。可健胃消食，活血化瘀，适用于食欲不振、食积不消等。

◎**花椒**

中医认为，本品性味辛、温，归脾、胃、肾经。本品温中止痛，杀虫止痒，适用于脘腹冷痛、呕吐泄泻、虫积腹痛等。

【激活免疫力食方】

花椒油：花椒50g，玉米油200mL。锅置火上，放入玉米油，烧至五成热后加入花椒，小火熬制10~15分钟后关火。花椒油冷却后盛入密封容器中，用作调味品食用。可散寒止痛，适用于胃寒腹痛、不思饮食等。

◎**生姜**

中医认为，本品性味辛、温，归肺、胃、脾经。本品发表散寒，温中止呕，温肺止咳，和中解毒，适用于风寒感冒、胃寒呕吐、肺寒咳嗽等。

【激活免疫力食方】

姜汁糖：生姜50g，白糖300g。将生姜切碎，用纱布包裹取汁。将白糖放入锅内，加适量清水，用文火熬至浓稠时，加姜汁搅匀，继续熬煮至用筷子挑起糖液呈丝状时停火，将姜糖汁倒入涂有植物油的大瓷盘内放凉，用刀切块即成，每日早、晚空腹食用2次，每次3块。可健脾和胃，化痰止咳，适用于肺寒咳嗽、痰稀色白、纳差食少等。

姜汁牛肉饭：牛肉150g，大米、姜汁、调味品各适量。将牛肉剁为肉糜，加姜汁和调味品拌匀备用。将大米蒸熟，将姜汁拌牛肉倒在饭面上铺平，继续蒸20分钟即可，每日1剂，当午餐食用。可健脾益气，适用于脾胃虚弱、大便溏泄、久泻脱肛、体虚浮肿等。

◎葱

中医认为，本品性味辛、温，归肺、胃经。本品通阳发表，解毒止痛，适用于风寒感冒、头痛鼻塞、阴寒腹痛等。

【激活免疫力食方】

葱白粥：葱白3根，大米100g。将大米加水煮粥，待粥熟时调入切细的葱白，再稍煮片刻即成，每日2剂。可疏风解表，适用于风寒感冒、鼻流清涕、咽痛等。

葱豉粥：葱白3根，豆豉10g，大米100g。将葱白切细，将豆豉和大米一同煮粥，待粥熟时调入葱白，再稍煮片刻即成，每日1~2剂。可发汗解肌，解毒止痛，适用于外感风寒、头痛鼻塞、咽部不适等。

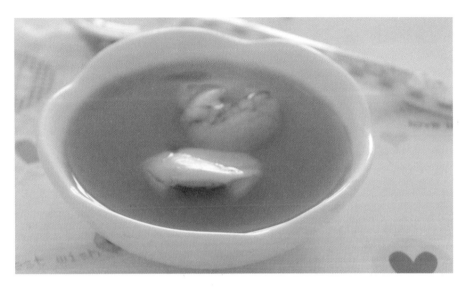

◎大蒜

中医认为，本品性味辛、温，归脾、胃经。本品温中消食，解毒杀虫，适用于脾胃虚寒、脘腹冷痛等。大蒜有"天然抗生素"之称。

【激活免疫力食方】

糖醋蒜：大蒜300g，陈醋500g，红糖适量。将大蒜去皮，洗净，沥干水分。取无水无油的容器，放入大蒜、陈醋、红糖，密封保存，分多次少量取食。可补肾健脾利水，适用于脾肾亏虚、肢体水肿、小便短少等。

蒜枣花生汤：大蒜30g，红枣10枚，花生150g，调味品适量。将大蒜切片，置油锅中翻炒片刻，放入红枣、花生和适量清水，煮至花生熟烂后，加调味品即可，每日1剂。可补中益气，健脾利湿，适用于脾虚水肿、纳差食少等。

◎辣椒

中医认为，本品性味辛、热，归心、脾经。本品温中散寒，开胃消食，活血通络。适用于脾胃虚寒之脘腹冷痛、纳差食少、呕吐泻痢、冻疮肿痛等。辣椒可促进食欲，冬日食用辣椒还有驱寒作用。

【激活免疫力食方】

辣椒炒豇豆：辣椒、豇豆、调味品各适量。将辣椒、豇豆洗净、切丝。将辣椒、豇豆一同放入油锅中翻炒，炒熟后放入调味品即成，每周2～3剂。可温中散寒，适用于脾虚湿阻、暑湿困脾之腰膝酸软、纳差食少、肢体困重等。

◎薄荷

中医认为，本品性味辛、凉，归肝、肺经。本品疏散风热，清利头目，解表透疹，适用于风热感冒、头身疼痛、咽痛目赤、痘疹不透等。本品为常用的发汗解热剂，外用可消炎，止痛止痒。

【激活免疫力食方】

薄荷粥：薄荷10g，大米50g，调味品适量。将薄荷洗净并放入锅中，加适量清水，浸泡5～10分钟，水煎取汁。大米与薄荷汁同煮粥，待粥熟时放入调味品，再稍煮片刻即成，每日1～2剂。可疏散风热，清利头目，解表透疹，适用于风热感冒、头身疼痛、咽痛目赤、痘疹不透等。

凉拌薄荷：鲜薄荷100g，生姜3片，葱白3根，大蒜3瓣，调味品适量。将生姜切丝，将大蒜和葱白切细。将薄荷放入盘中，放入生姜、葱白、大蒜、调味品拌匀即成，每日1剂。可疏风散热，清利咽喉，适用于风热感冒、咽喉不适等。

◎紫苏

中医认为，本品性味辛、温，归肺、脾经。本品解表散寒，行气宽中，对外感风寒内兼湿滞之证尤为适宜，适用于风寒感冒、头

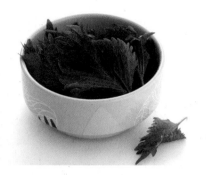

身疼痛、消化不良、脘腹胀满、暑湿困脾、肢体困重、妊娠呕吐等。

夏季，暑湿侵袭，肢体重困，胸脘满闷，食欲不振，常食用苏叶，可解表散寒，芳香化湿，有强身健体之效。紫苏的成熟果实，为中药苏子，有降气消痰、止咳平喘、润肠通便之功，适用于痰壅气逆、咳嗽气喘，肠燥便秘等。

【 激活免疫力食方 】

紫苏粥：紫苏10g，大米100g。将紫苏洗净，放入锅中，加适量清水，浸泡5～10分钟，水煎取汁，加大米煮为稀粥即成，每日1～2剂，连服2～3天。可解表散寒，行气宽中，适用于外感风寒之恶寒、发热、头痛身重、鼻塞无汗、脘腹胀满、恶心呕吐等。

紫苏煎蛋：紫苏50g，鸡蛋2个，调味品适量。将紫苏择洗干净，切碎；鸡蛋磕开，打散。将蛋液和紫苏混合拌匀。锅置火上，加适量植物油烧热，放入蛋液煎熟，撒上调味品即可。可解表散寒，疏散风热，适用于风热感冒。

◎芫荽

中医认为，本品性味辛、温，归肺、脾经。本品发汗透疹，消食下气，适用于感冒、小儿麻疹或风疹、饮食积滞、消化不良等。芫荽可调节女性的雌激素水平，促进排卵，调理排卵障碍所致的不孕症。

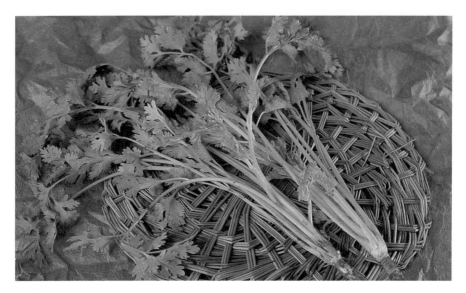

【激活免疫力食方】

芫荽粥：芫荽30g，大米100g，调味品适量。将芫荽洗净、切细备用。将大米加适量水煮粥，待粥熟时放入芫荽和调味品等，再稍煮片刻即成，每日1剂。可解表散寒，适用于风寒感冒、麻疹疹出不畅等。

芫荽羊肉粥：芫荽30g，羊肉150g，大米100g，调味品适量。将芫荽、羊肉切细，先取羊肉、大米煮粥，煮至粥熟时放芫荽和调味品，再稍煮片刻即成，每日1剂。可温中健脾，适用于胃寒呕吐、胃脘冷痛、呃逆食少、腹痛腹泻等。

◎砂仁

中医认为，本品性味辛、温，归脾、胃经。本品化湿行气，温中止泻，理气安胎，为醒脾和胃之良药，适用于脾胃气滞、消化不良、纳差食少、脘腹胀满、妊娠恶阻、胎动不安等。

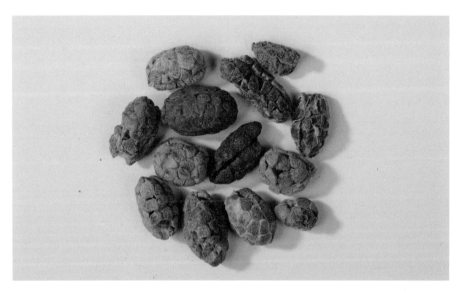

【 激活免疫力食方 】

砂仁粥：砂仁5g，大米100g，白糖适量。将砂仁放入锅中，加适量清水，浸泡5~10分钟，水煎取汁。大米与砂仁汁同煮粥，待粥熟时放入白糖，再稍煮片刻即成，每日1剂，连服3~5天。可行气化湿，温中止泻，适用于湿阻中焦、脾胃气滞、虚寒泄泻、脘腹胀满等。

二仁全鸭：砂仁5g，薏米50g，全鸭1只，香菇、小白菜、调味品各适量。将全鸭洗净并切块，将砂仁研末，与薏米一同放入锅中，加适量清水煮沸后放入调味品，文火炖至鸭肉熟烂，放入香菇、小白菜，再稍煮片刻即可。可芳香醒脾，行气利湿，适用于脾胃湿阻、肢软乏力、纳食不香等。

◎草果

中医认为，本品性味辛、温，入脾、胃二经。本品燥湿温中，除痰截疟，适用于痰饮痞满、脘腹冷痛、反胃、呕吐、饮食积滞、疟疾等。

【激活免疫力食方】

赤豆草果炖鸡：赤小豆30g，草果6g，母鸡1只，调味品适量。将母鸡去毛杂后洗净，同赤小豆、草果一同放入砂锅内，加入清水和调味品，以武火煮沸后转文火，炖至鸡肉、赤小豆熟烂即可，每周2剂。可利水消肿，适用于阳气不足、气不化水之肢体水肿、小便短少等。

◎豆豉

中医认为，本品性味苦、辛、凉，归肺、胃经。本品解表除烦，宣发郁热，适用于外感表证、热病烦闷等。

【激活免疫力食方】

豆豉粥：豆豉15g，大米100g，食盐适量。将豆豉洗净后放入锅中，加适量清水，浸泡5~10分钟，水煎取汁。大米与豆豉汁同煮粥，待粥熟即成，每日1~2剂，连服3~5天。可解表除烦，适用于风寒感冒、头身疼痛、热病后胸中烦闷、虚烦不眠等。

栀子豆豉汤：栀子4枚，豆豉15g。将栀子放入药罐中，加适量清水煮沸，再放入豆豉，稍煮片刻即成，每日1剂饮服。可清热泻火，凉血除烦，适用于虚烦不眠、黄疸、淋病、消渴、目赤、咽痛、衄血、血痢、尿血、热毒疮疡等。

第三章

提高五脏抗病力食疗方

Chapter 3

中医讲"正气内存，邪不可干"，调动机体正气，可减少病邪的可乘之机。五脏功能互相影响，一脏病变可累及五脏六腑。因此，在激活免疫力的同时，也要注意提升五脏的抗病力。

一、提高肺脏抗病力食疗方

肺主气，司呼吸，与大肠相表里，大肠主传化糟粕和吸收津液。肺病多与气息有关，如出现呼吸急促、胸闷、咳嗽、喘息、语音低微，大便溏薄或便秘时，就要注意养肺了。根据十二时辰养生法，寅时（凌晨3点至5点）肺经最旺，卯时（早晨5点至7点）大肠经最旺，此时养肺与大肠，可达到最佳效果。

肺为清虚之体，性喜清润。大肠以通为用，以降为顺。肺属金，金色白，故白色食物可强肺，如百合可润肺止咳。此外，白萝卜、白木耳、白芝麻、梨、燕窝、莲藕、莲子、芡实、荸荠等也有生津润肺的功效。

【 激活免疫力食方 】

萝卜排骨汤：白萝卜、猪大排、调味品、清汤各适量。将萝卜洗净、切块，猪大排洗净、斩块，同放锅中，加调味品及清汤少许，武火烧沸后转文火，炖至猪肉烂熟，加调味品后食用，每日1剂。可补肺益气，止咳平喘。

百莲银耳蛋汤：百合、莲子各10g，银耳15g，荸荠10个，鸡蛋1个，冰糖30g。将银耳、百合、莲子泡发，荸荠去皮，与冰糖一同放入锅中，炖至汤浓时加入鸡蛋调匀，再稍煮片刻即成，每日1剂。可养阴润肺，化痰止咳。

百合党参猪肺汤：百合、明党参各15g，猪肺1具，调味品适量。将猪肺洗净、切块，与百合、明党参同入锅中，煮至猪肺烂熟后，加入调味品，分2～3次饮服。可补肺益气，养阴止咳。

莲子百合麦冬汤：莲子、百合各30g，麦冬15g。将莲子、百合洗净，将麦冬装入布包，加水同炖至莲子、百合熟后，去除麦冬药包，加入适量调味品即可。可养心安神，适用于病后余热不尽，心阴不足，心烦口干，心悸不眠等。

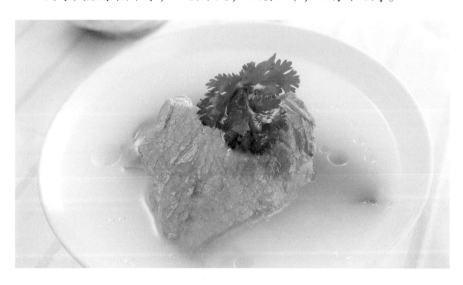

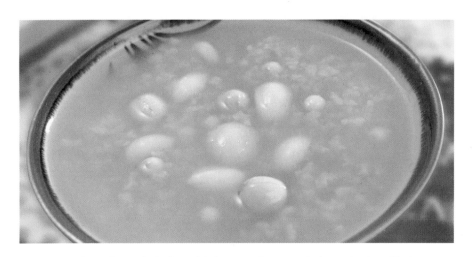

　　牛乳麻油芝麻膏：鲜牛乳、麻油、芝麻、冰糖、蜂蜜、核桃仁各120g，大茴香、小茴香各12g。将芝麻、核桃仁、大茴香和小茴香研末，加入牛乳、麻油、冰糖、蜂蜜，置文火上炖沸，文火收膏备用，每次1汤匙，每日3次，温开水冲服。可滋阴润肺，养血安神。

　　猪油葛根汤：猪油、葛根粉、蜂蜜各30g。将猪油加清水2碗，煮至1碗，去渣取汁，纳入葛根粉、蜂蜜调匀饮服，每日2剂。可清热止咳，润肠通便。适用于肺燥干咳，痰黏难咯，大便秘结等。

　　百合莲子阿胶粥：百合、莲子各20g，阿胶10g，大米50g，冰糖适量。将百合、莲子泡发，与大米同煮粥，待熟时调入冰糖、阿胶，再稍煮片刻即成，每日1剂。可养阴润肺，化痰止咳。

　　三子猪肺汤：菜菔子、白芥子、紫苏子各10g，大枣10个，猪肺500g，调味品适量。将菜菔子、白芥子、紫苏子装入布包，大枣去核备用。取猪肺洗净，切块，与诸料同放锅中，加清水适量炖至猪肺熟后，去除药包，再加调味品调味食用，每日1剂。可疏风散寒，宣肺止咳。

虫草花猪肺汤：虫草花100g，猪肺500g，调味品适量。将猪肺洗净，切块，与虫草花同炖至猪肺熟后，调味即可，每日1剂。可补益肺肾，止咳平喘。

猪血豆腐汤：豆腐、猪血各250g，调味品适量。将豆腐、猪血切块备用。锅中放清水适量烧热后，放入豆腐、猪血，煮至猪血、豆腐熟后，加调味品调味，再稍煮片刻即成。可补益肺气，宣肺止咳。

二、提高脾脏抗病力食疗方

脾主运化、统血，输布水谷精微，为气血生化之源，与胃相表里，胃主受纳腐熟水谷，脾胃常合称为后天之本。若出现腹胀，腹泻，倦怠，呃逆、嗳气，恶心呕吐，气短，水肿等症状时，就需要养脾胃了。根据十二时辰养生法，辰时（7点至9点）胃经最旺，巳时（9点至11点）脾经最旺，此时养脾胃，可达到最佳效果。

脾胃为后天之本，故"补养"为脾胃的根本养生方法。脾在五味应甘，故甘味食物可养脾助胃，如大枣、蜂蜜、乳类、饴糖、桂圆肉、桑葚、各种谷物、甘蔗（蔗饴）、山药、莲子等，可日常多食。中医饮食疗法，尤其是中医脏器食疗方，可"以脏补脏，以形治形"，对保护脾胃，固护后天有较好效果，可选用动物脏器如猪肚、牛肚、羊肚、鸡鸭肫、鱼肚等组成的食疗药膳方。

【 激活免疫力食方 】

猪肚粥：熟猪肚（其他动物肚亦可）、大米各100g，调味品适量。将猪肚切丝，大米淘净后与猪肚同放锅中，加清水适量，煮到粥熟后，加入调味品调味，再稍煮片刻即可，每日1剂。可健脾益气。

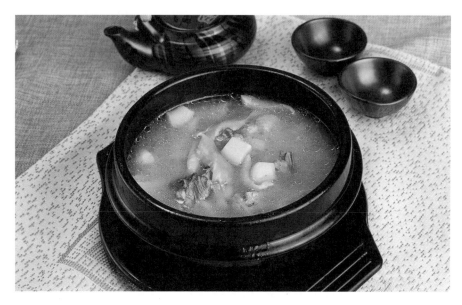

牛乳粥：牛乳50mL，大米100g，白糖适量。将大米淘净，放入锅中，加清水适量煮粥，待熟时，加牛乳、白糖，同煮为粥，每日1剂。可补虚损，健脾胃。

扁豆山药牛肚汤：扁豆、山药各150g，熟牛肚150g，调味品适量。将牛肚切丁；山药洗净，切块；扁豆洗净，切段。锅中加清水适量，放入以上食材，煮至熟后，加入调味品即可。可健脾益气，利湿消肿。

山药莲子羊肚汤：山药150g，莲子30g，熟羊肚250g，调味品适量。将羊肚切丝；山药洗净，切块；莲子泡发。将上述食材一同放入锅中，加清水适量，煮沸后加入调味品，文火炖至羊肚烂熟即可，每日1剂。可补益脾胃。

火腿炖鸡：火腿250g，母鸡肉500g，菌菇、调味品适量。将火腿洗净，切块；母鸡肉洗净，剁块；菌菇洗净，切细。食材同入锅中，加清水适量，文火炖至熟后，调入调味品，再稍煮片刻即成，每周2剂。可补益脾胃。

栗子猪肉汤：栗子肉50g，猪瘦肉250克，调味品适量。

先将猪肉洗净，切块，锅中放适量植物油烧热后，放入猪肉爆炒，而后加开水，再倒入栗肉，文火炖熟后，加入调味品调味即成，每日1剂。可健脾补肾，益肺止咳。

三、提高肝脏抗病力食疗方

肝藏血，主疏泄，开窍于目，与胆相表里，胆贮藏、排泄胆汁，主决断。故肝木充盈，肝血旺盛，则眼睛明亮，双瞳剪水。疏泄失常，肝血不足，则情绪易激动，烦躁不宁，胸胁隐痛，视力下降，视物模糊。根据十二时辰养生法，子时（23点至1点）胆经最旺，丑时（1点至3点）肝经最旺，此时养肝与胆，可达到最佳效果。

肝为刚脏，喜条达而恶抑郁。胆为清净之府，以下降为顺。故肝脏养生重疏泄，疏肝利胆为主要养生方法。肝藏血，肝血充足，目得血养则视物如常。因而应注意选用补血养血之物，如猪肝、猪血、大枣、龙眼肉等，以养肝明目。肝属木，木色青，味酸，酸味食物如佛手、青皮、陈皮、枳实、枳壳、乌梅、木瓜、五味子、食醋等，可入肝养肝，疏通肝经郁滞，大家可根据自己的饮食喜好选择。

【激活免疫力食方】

陈皮瘦肉粥：陈皮5g，海螵蛸15g，大米、猪瘦肉各50g，调味品适量。将陈皮切丝，与海螵蛸同装入布包，与大米共入锅中，加清水适量，煮沸后再煮3~5分钟，去药包，纳入瘦肉，煮至粥熟，加入调味品调味食用，每日1剂。可疏肝理气，和胃止痛。

陈皮佛手瘦肉粥：陈皮、佛手各10g，大米、猪瘦肉各50g，调味品适量。将陈皮、佛手装入布包，同大米共入锅中，加清水适量，煮沸后再煮片刻，去药包，纳入瘦肉，煮至粥熟，加食盐等调味品，再稍煮片刻即可，每日1剂。可疏肝理气，和胃止痛。

白菜羊肝粥：大白菜150g，羊肝100g，大米50g，调味品适量。将白菜、羊肝洗净，切细备用。大米淘净，加清水适量煮沸后，下羊肝，煮至粥成时，放入白菜，调入料酒、葱花、姜末、食盐、味精、花椒粉、麻油适量，再稍煮片刻即成，每日1剂。可养血补肝。

山药蹄筋汤：山药150g，猪蹄筋100g，调味品适量。将山药去皮，洗净，切块。猪蹄筋泡软，洗净，切段。先将猪蹄筋放入锅中，加清水适量煮至猪蹄筋熟后，下山药块、葱、姜、蒜等，煮至山药熟后，调入食盐调味，再稍煮片刻即可。可补益肝肾，强壮筋骨。

木瓜花生大枣汤：木瓜500g，花生150g，大枣5枚。将木瓜去皮及籽，切块；花生、大枣洗净，沥干。将木瓜、花生、大枣和适量清水放入锅内，大火煮沸后，换小火煮30分钟即可，每日1剂。可疏肝理气、和胃化湿。

木瓜枣莲米糊：木瓜100g，大米80g，莲子10粒，红

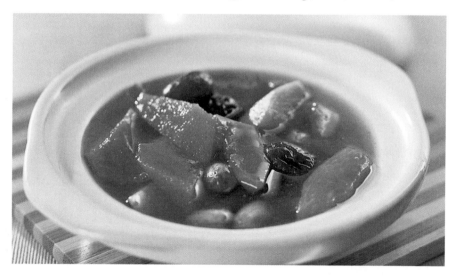

枣5枚，白糖适量。将木瓜去皮及籽，切块；红枣洗净，去核切丁。将大米和红枣一起放入豆浆机桶内，注入清水至下水位线，再加入木瓜和莲子，启动豆浆机的"米糊"功能，待米糊打好后，调入白糖即可，每日1剂。可疏肝理气、和胃化湿。

四、提高心脏抗病力食疗方

心主血脉，藏神，主神志，其华在面，与小肠相表里，小肠主受盛化物和泌别清浊。如出现心悸、胸闷、失眠、健忘、烦躁，甚至心前区疼痛等症状时，就需要养心了。根据十二时辰养生法，午时（11点至13点）心经最旺，未时（13点至15点）小肠经最旺，此时养心与小肠，可达到最佳效果。

心为火脏，且对应为夏季，为五脏六腑之大主、生命之主宰。故心的养生大法主要在于"养"。心在五味应苦，故苦味食物可养心益智，清心泻火，如苦瓜、苦荞麦、竹笋、动物肝、茶叶等，可选择食用。心五色为赤，故赤色食物可补心，如西红柿、胡萝卜、苹果、红枣、红米、红豆等。

【 激活免疫力食方 】

猪脊肉粥：猪脊肉50g，大枣5个，大米100克，调味品适量。将猪脊肉洗净，切丝，加淀粉、料酒、酱油少许调匀备用。取大米淘净，加清水适量煮粥，待沸时调入猪脊肉，煮至粥熟，调入食盐、姜、葱调味，再稍煮片刻即可，每日1剂。可滋养脏腑，宁心安神。

肉片苦瓜：苦瓜100g，猪瘦肉25g，调味品适量。将苦瓜洗净，去籽，切片；猪瘦肉洗净，切片。锅置火上，加入适量油，待油温烧至七成热，加葱花、姜末炒香，放入猪肉片翻炒。炒至猪肉快熟时，淋入少量清水，放入苦瓜片炒熟，加调味品调味即可，每日1剂。可养心益气，清心泻火。

鲜虾芦笋：芦笋200g，鲜海虾100g，调味品适量。将芦笋去老皮，洗净，切段；鲜海虾减去虾须，剪开虾背，挑出虾线，洗净。锅置火上，倒入适量植物油，将油烧热，加葱花炒出香味，放入鲜海虾、芦笋翻炒至熟，放入调味品调味即可，每日1剂。可清热解毒，健脾益气。

桂圆蛋羹：桂圆肉12粒，鸡蛋1个，枸杞、冰糖适量。锅中加适量水，放入桂圆肉、枸杞、冰糖，大火烧开，转小火煮15分钟，打入鸡蛋，搅匀，再煮5分钟左右即可，隔日1剂。可益气养心，补脑安神。

蜜饯红枣：红枣、龙眼肉、蜂蜜各250g，姜汁2汤匙。将大枣去核，龙眼肉洗净，同放锅中，加清水适量，武火烧沸后转文火熬至七成熟时，加姜汁、蜂蜜拌匀，煮熟，起锅装盘，待冷后装入瓶中。每日3次，每次可吃大枣、龙眼肉各3~5枚。可健脾益气，养心补血。

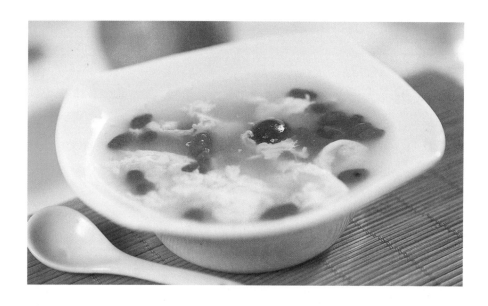

韭菜炒猪心：韭菜250g，猪心100g，调味品适量。将韭菜择洗干净，切段备用。猪心剖开，洗净，切片，焯水，再用料酒、生粉拌匀。锅中加入适量植物油烧热后，下葱花、姜末爆香，而后下猪心片翻炒片刻，下韭菜、食盐、花椒粉等，翻炒至熟，每日1剂。可温通心阳，宁心安神。

五、提高肾脏抗病力食疗方

肾主骨，主水，藏精，主发育与生殖，其华在发，开窍于耳，与膀胱相表里，膀胱主贮存尿液及排泄尿液。若出现腰膝酸软、水肿、尿频、记忆力减退、耳鸣、耳聋、无故大量脱发等症状时，就需要养肾了。根据十二时辰养生法，申时（15点至17点）膀胱经最旺，酉时（17点至19点）肾经最旺，此时养肾与膀胱，可达到最佳效果。

肾为水脏，且对应为冬季，万物归藏。故"收藏"为肾的主要养生方法。肾藏精，主发育与生殖，辛味食物能开窍提神，理气健胃。各种果仁、种仁为植物生命之源，也是B族维生素、维生素E及蛋白质的极佳来源，对补肾健体有良好的效果。鲍鱼、淡菜、鳗鱼、泥鳅等水产品是强有力的强精助阳食品，且含锌较多，而锌有"生命之花"之称，是形成睾丸激素的重要物质，也是促进卵泡发育成熟的元素，适量补充，可使性生活更加和谐。肾五色为黑，故黑色食物可补肾，如黑芝麻、黑玉米、黑木耳、黑桑葚、黑米、黑豆、黑糖、黑枣等，可日常多食。

【激活免疫力食方】

香菇冬笋鹿肉汤：鹿肉150g，香菇、冬笋、淀粉、调味品各适量。将香菇、冬笋泡发，洗净，切丝；鹿肉洗净，切丝，勾芡。锅中放适量植物油烧热后，下肉丝爆炒，而后下香菇、冬笋及适量清水焖煮，待熟后，调味食用。可补肾健脾。

牡蛎萝卜丝汤：去壳牡蛎50g，白萝卜200g，调味品适量。将白萝卜去皮，洗净，切丝；牡蛎洗净。锅置火上，倒入适量植物油，待油烧热，加葱花、姜丝炒香，放入萝卜丝翻炒均匀。加适量清水煮至萝卜丝将熟，放入牡蛎肉煮熟，加调味品调味即可，每日1剂。可潜阳补阴，补益肝肾。

黑木耳炒西芹：水发黑木耳50g，西芹200g，调味品适量。将西芹择洗干净，切段，入沸水中焯透，备用；水发黑木耳洗净，撕成小朵。锅置火上，倒入适量油，待油烧热，加葱花炒出香味，放入黑木耳和西芹翻炒3分钟，加调味品调味即可，每日1剂。可补益肝肾。

扇贝拌菠菜：扇贝肉100g，菠菜1把，拌菜汁适量。先将菠菜用开水烫熟，捞出控水后放在碗中，将扇贝肉混入菠菜中，浇上拌菜汁拌匀即成。可补肾强身。

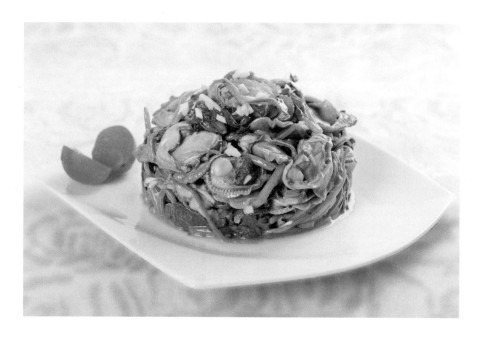

第四章

不同体质人群提高免疫力食疗方

Chapter 4

一、气虚体质者提高免疫力食疗方

气虚是指机体活动能力减退，常由久病体虚、劳累所致。气虚体质的体质特点是形体消瘦或偏胖，面色㿠白，语声低怯，常自汗出，动则尤甚，体倦健忘，舌淡苔白，脉虚弱等。气虚体质提高免疫力食疗方，旨在增强机体的活动能力，尤其是肺、脾二脏的功能。

中医认为，肺主一身之气，脾为后天之本，气血生化之源。肺气虚则少气懒言，动则气喘，易出虚汗，且易感冒。脾气虚则食欲不振，脘腹胀满，大便溏泄，甚至浮肿、脱肛。脾肺气虚均可表现为四肢无力，易疲倦，舌质淡、苔薄白、脉无力等。气虚证常见于各种慢性疾病中。

气虚体质者可多食一些具有健脾、补肺、益气作用的食品，如小米、大麦、山药、马铃薯、大枣、胡萝卜、香菇、豆腐、鸡肉、鹅肉、兔肉、鹌鹑、牛肉、狗肉、青鱼、鲢鱼等。

【 激活免疫力食方 】

补虚正气粥：炙黄芪 30～60g，人参 3～5g（或党参 15～30g），白糖少许，大米 100～150g。将人参、黄芪切为薄片，用冷水浸泡半小时，入砂锅煮沸，再改用小火煎成浓汁，取汁后，再加冷水如上法煎取二汁，去渣，将一、二次煎药液合并，分两份于每日早晚同大米适量煮粥，待粥熟后调入白糖，稍煮即可。亦可将人参研粉，调入黄芪粥中食用。可补正气，疗虚损，健脾胃，抗衰老。

银鱼粥：银鱼50g，百合15g，燕窝5g，大米100g，白糖适量。将银鱼去鳞、杂，洗净备用。百合、燕窝泡发，洗净备用。取大米淘净，放入锅中，加适量清水煮沸后，下银鱼、百合、燕窝，煮至粥熟时，加白糖，再稍煮片刻即成，每日1剂。可补肺益气，止咳化痰。

党参莲豆猪肚：党参10g，莲子、白扁豆各30g，猪肚1个，调味品适量。猪肚洗净后，将诸药共置入猪肚中，扎紧肚口。锅中加清水适量，放入猪肚，文火煮沸后，加入调味品，同煮至猪肚烂熟后，饮汤食肚，嚼食诸药，每周2剂。可健脾益气。

人参炖乌鸡：人参10g，乌鸡1只，五花肉250g，调味品适量。将人参切片；乌鸡去毛杂，洗净；五花肉切块。将

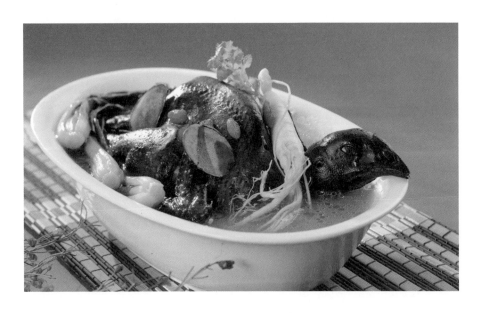

乌鸡放入锅内，加清水、姜，文火煨3小时，至汤清味浓时，下五花肉和人参，加精盐、胡椒粉和少量的上等白酒，大火烧沸，去浮沫，转文火慢慢煨炖，待肉嫩烂、人参松软即可，每3日1剂。可健脾益气。

参芪山杞瘦肉汤：党参、黄芪、山药、枸杞子各10g，猪瘦肉100g，调味品适量。将猪瘦肉洗净，切丝，勾芡；余药水煎取汁。药汁与肉丝同煲汤，待肉熟后调味食用，每日1剂。可补肺益气。

太子参瘦肉汤：猪瘦肉250g，太子参60g，无花果120g，调味品适量。将猪肉洗净，切块；无花果、太子参清洗干净。三者同放锅中，加清水适量，文火煮沸后加调味品，煮至猪肉熟后饮汤食参、肉、果，每周2～3剂。可益气健脾理肠。

蓝莓山药：山药400g，蓝莓酱100g。将山药去皮，洗净，切段，再切成小条。锅中加水，大火煮沸后放入山药，水再次沸腾后焯2分钟左右。将焯好的山药捞出沥干，摆盘。蓝莓酱加少许水稀释后淋在山药上即可。每日1剂，可健脾补肺。

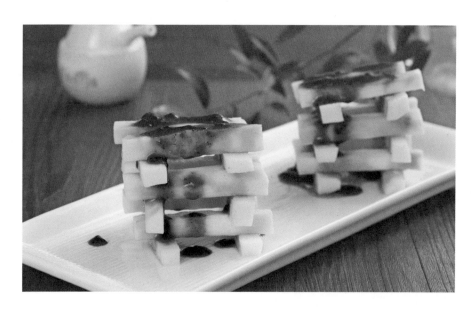

二、血虚体质者提高免疫力食疗方

中医认为，心主血，肝藏血，脾统血，发为血之余，故血虚证与心、肝、脾三脏关系密切，肾主骨、藏精，精血可以互生，故血虚证与肾也有一定关系。其主要临床表现为面色萎黄，唇甲苍白，头目晕眩，心悸不寐、失眠多梦，以及妇女月经后期，量少色淡，甚或经闭等。临床上，血虚患者多伴有气虚症状，故每于补血药膳中配以补气之品，正如《脾胃论》云"血不自生，须得生阳气之药，血自旺矣"。

血虚体质的特点是面色苍白无华或萎黄，唇色淡白，不耐劳作，易失眠，舌质淡，脉细无力等。因而调理饮食应注意进食高蛋白、高维生素类食物，以及含铁丰富的食物。补充铁的同时，还要注意补充维生素C，维生素C可使三价铁还原成二价铁，使铁易于吸收。除了从新鲜蔬菜及水果中摄取维生素C外，可在医师或药师指导下口服维生素C制剂。日常生活中许多食物均含有丰富的铁剂，如蛋类、肉类、动物肝、动物血、木耳等，注意饮食的多样化，可促进铁的吸收。一些治疗贫血的食疗效方如黄芪炖鸡、当归蒸鸡、归芪汽锅鸡、大枣猪肘、当归羊肉汤、参芪牛肉汤、阿胶蒸蛋、阿胶补血粥、参苓粥等，均可选用。茶叶中的鞣酸可与食物中的铁结合而不利于人体对铁的吸收，因此血虚体质者不宜饮茶。若有饮茶嗜好者，在餐后2小时饮茶较适宜。对于含钙、磷多的食物如牛奶等，不宜与口服铁剂同时食用，以保证对口服铁剂的充分吸收。

【激活免疫力食方】

四物补血粥：当归、白芍各10g，川芎5g，熟地15g，猪肝、大米各50g，淀粉、调味品各适量。先将猪肝洗净，切片，勾芡；上述诸药水煎取汁，纳入大米煮粥，待熟时调入猪肝及调味品，煮至粥熟即可，每日1次。可养血补血。

当归补血粥：当归6g，黄芪30g，猪肝、大米各50g，淀粉、调味品各适量。将猪肝洗净，切片，勾芡；当归、黄芪水煎取汁，加大米煮粥，待熟时，调入猪肝及调味品等，煮至粥熟即可，每日1次。可补气生血。

当归参芪羊肉汤：当归、党参、黄芪各10克，生姜30g，羊肉150g，调味品适量。先将羊肉洗净，切块，诸药装入布包，同置锅中，加清水适量煮沸后，下生姜，炖至羊肉烂熟后，去药包，加入调味品即可，每日1剂。可补气生血。

首乌大枣炖鸡：何首乌30g，大枣10枚，生姜30g，母鸡1只，调味品适量。先将母鸡去毛杂，洗净，诸药装入布包，将药包纳入鸡腹内。食材放入砂锅中，加清水适量，文火煨至鸡肉烂熟后，去药包，纳入调味品调味，煮沸，佐餐食用，每周2剂。可养肝益肾，补血填精。

香菇黑木耳炒猪肝：香菇30g，黑木耳30g，猪肝200g，调味品适量。将香菇洗净，切块；黑木耳泡发后撕成小块；猪肝洗净，切片。油锅烧热后放入猪肝片，用大火爆炒，待熟时放入香菇、黑木耳，翻炒2分钟，加调味品调味即可，每周2剂。可补益气血，滋阴育精。

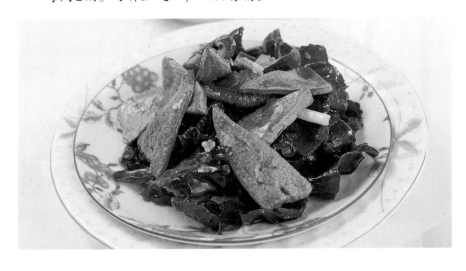

二胶鸡汁粥：阿胶、鱼鳔胶各5g，鸡汤1大碗，大米50g，食盐适量。先将大米淘净，加鸡汤及适量清水煮粥，待熟时调入二胶，烊化后，纳入食盐，再稍煮片刻即成，每日1剂。可补益精血。

龙眼猪血豆腐汤：龙眼肉10g，猪血、猪肝、豆腐、山药各150g，淀粉、调味品适量。将猪肝洗净、切片，加淀粉、酱油等勾芡；山药去皮、洗净、切片；猪血、豆腐切块。锅中放适量清水煮沸后，下龙眼肉、猪肝、猪血、山药、豆腐等，文火煮沸后，调入调味品，煮至食材烂熟即可，每日1剂。可养肝补血。

三、气血两虚体质者提高免疫力食疗方

中医认为，气为血帅，血为气母，气虚可以导致血虚，血虚无以载气，气将飘浮不定而无所归，所以气血两虚体质，既可具气虚所致的食欲不振、少气懒言等，又可见血虚所致的面色苍白、唇舌色淡、爪甲苍白、心悸失眠等。因而在调理饮食方面，要益气、补血兼顾。

【 激活免疫力食方 】

桑葚党参粥：桑葚10g，党参粉5g，猪血100g，大米50g，调味品适量。先取大米淘净煮粥，待沸后下桑葚、党参粉，煮至粥熟，下猪血及调味品，煮熟食用，每日1剂。可益气养血。

龙眼大枣黑米粥：龙眼肉10g，大枣5个，黑米100g，白糖适量。先取黑米淘净煮粥，待沸后下龙眼、大枣，等粥熟时纳入白糖，再稍煮片刻即成，每日1剂。可益气养血，宁心安神。

猪血猪心汤：猪心1个，猪血100g，山药150g，调味品适量。将猪心洗净、切片，山药去皮、洗净、切片，猪血切块。猪心和山药同入锅中，加适量清水煮沸后，下猪血、葱花、姜末等，炖至烂熟后，加入料酒、酱油、食盐等调服，每周2剂。可养心血，益心气，宁心神。

参芪阿胶蛋汤：党参、黄芪各10g，阿胶5g，鸡蛋1个，白糖适量。将党参、黄芪水煎取汁，纳入阿胶烊化，再打入鸡蛋，搅匀，煮成蛋花汤样，白糖调味即可，每日1剂。可益气养血。

四、阴虚体质者提高免疫力食疗方

阴虚体质多为肺、肾、胃阴虚，肾阴为一身阴液之根本，可滋润形体脏腑，充养脏髓骨骼，抑制阳亢火动，以维持正常的生长发育与生殖功能。肾阴亏损，形体脏腑失其滋养，亦常因之亢逆而为害。心肾相济，肺肾互滋，肝肾同源，脾肾互补，肾阴亏虚可导致他脏病变，临床表现为干咳少痰、短气喘息、口燥咽干，甚至可见午后低热、五心烦热、潮热盗汗、头晕耳鸣、眩晕目涩、牙齿松动或疼痛、腰膝酸痛、失眠多梦、遗精早泄、性欲亢进、颧红目赤、大便干结、小便短少等表现。临床上阴虚证与血虚证一样，多为人体津液亏耗的表现，但血虚多无热，阴虚则身热，在选用食物时应有所侧重。肺阴虚当滋阴养液、滋润肺燥；肾阴虚当滋养肾阴，填精补髓；胃阴虚当滋养胃阴。

阴虚体质的特点是形体消瘦、午后面色潮红、口咽少津、心中时烦、手足心热、少眠、便干、尿黄、不耐春夏、多喜冷饮、脉细数、舌红少苔。饮食调理的原则是保阴潜阳，宜用芝麻、糯米、蜂蜜、乳品、甘蔗、蔬菜、水果、豆腐、鱼类等清淡食物，并可食用沙参粥、百合粥、枸杞粥、桑葚粥、山药粥、洋参粥、玉竹粥等。条件许可者，可适当进食一些养阴润肺的食物，如芡实、燕窝、荸荠、百合、银耳、海参、淡菜、鳖肉、蟹肉、老雄鸭等。对于葱、姜、蒜、韭、薤、椒等辛辣燥烈之品则应少吃。

【 激活免疫力食方 】

鸭汁百合粥：白鸭1只，百合30g，大米50g，调味品适量。将白鸭去毛杂、洗净、切块，放入锅中，加清汤及调味品，煮至白鸭烂熟后，去渣取鸭汁，纳入百合、大米煮粥，食盐调服，鸭肉取出后佐餐食用，分3次食完，隔日1剂。可滋阴清热，健脾和胃。

石斛花生：石斛50g，花生米500g，食盐、木香、山柰各5g。将石斛洗净，切段，同诸药装入布包，置锅中，加入清水及食盐，待盐溶化后，纳入花生米，武火煮沸后，转文火煮60～90分钟，待花生米入口成粉质即成。可养阴清热，润肺生津。

枸杞肉丝：枸杞100g，猪肉250g，调味品适量。枸杞

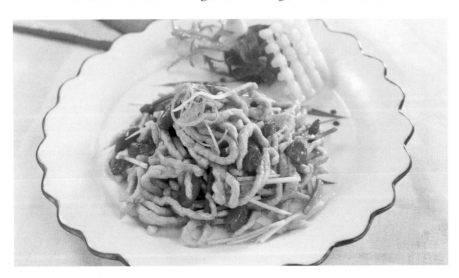

洗净备用，猪肉切丝。将油锅烧热，放入猪肉丝、调味品翻炒，炒至将熟时加入枸杞，再炒片刻即成。可滋阴健体。

山药莲子甲鱼汤：山药250g，莲子15g，甲鱼500g，调味品适量。将甲鱼宰杀后去甲壳、内脏，洗净，切块；山药去皮，洗净，切块。甲鱼、山药、莲子共炖熟后食用，可根据个人口味调味，每周2剂。可滋阴益气。

川贝雪梨肺：川贝母10g，雪梨2个，猪肺250g，冰糖少许。将雪梨去皮、核，切片。猪肺洗净，切块，放入锅中，加清水适量煮沸后，去血沫，纳入川贝母、雪梨，同炖至猪肺烂熟后，调入冰糖溶化即可，食肺饮汤。可养阴润肺，止咳化痰。

五、阳虚体质者提高免疫力食疗方

但凡虚证，皆为人体正气不足所表现的证候。阳虚同气虚一样，多表现为身体活动能力的衰减。然气虚者多无畏寒现象，阳虚者则多有此症状。肾阳为一身阳气之根本，有温煦肢体，蒸化水液，促进生殖发育等功能，故阳虚以肾阳虚多见，主要表现为面色㿠白，形寒肢冷，精神不振，腰膝酸冷，阳痿阴缩，遗精尿频，小便清长，余沥不净，夜尿频多，女子带下清稀，宫寒不孕，或尿少心悸，肢肿气短，喘咳痰饮等，舌淡苔白润，脉虚弱无力，皆为阳虚不能温暖所致，当以温补肾阳为治。

阳虚体质的特点是形体白胖，或面色淡白，平素怕寒喜暖，手足欠温，小便清长，大便时稀，唇淡口和，常自汗出，舌淡胖，脉沉乏力。饮食方面可多食用一些具有护肾温阳作用的食品，如牛肉、羊肉、狗肉、鹿肉、鸡肉等。根据"春夏养阳"的法则，夏日三伏，配合天地阳旺之时，以壮人体之阳，最为有效。

【激活免疫力食方】

苁蓉羊肉粥：肉苁蓉10g，精羊肉100g，大米100g，调味品适量。将肉苁蓉、羊肉洗净、切细，同大米煮粥，待熟后调入盐、生姜、葱白等调味品，煮为稀粥食用，每日1剂。可补肾助阳，健脾开胃，润肠通便。

温阳鹿肉粥：干姜、桂皮各10g，鹿肉100g，大米100g，调味品适量。将鹿肉洗净、切细，同诸药、大米煮粥，待熟后调入盐、葱白等调味，再稍煮片刻即成，每日1剂。可温阳补肾。

羊肉丸子萝卜汤：羊肉200g，白萝卜1根，鲜香菇150g，调味品适量。将白萝卜去皮，洗净，切块；香菇洗净，切块；羊肉剁碎，加调味品拌匀。锅置火上，加适量水烧沸，将羊肉馅挤成小丸子，放入锅中。慢火将丸子氽熟，下入萝卜块和香菇块，加调味品调味，煮熟即可。可温肾助阳，益精固髓。

六、阴阳两虚体质者提高免疫力食疗方

阴阳两虚者，既有阴虚所致的手足心热、颧红盗汗、失眠多梦等，又有阳虚所致的面色㿠白、形寒肢冷、精神萎靡、性欲减退、妇女宫寒不孕、带下清稀等，常为一些慢性疾病的后期，如慢性肾炎、慢性肾衰和各种肿瘤等较为严重的疾病。提高免疫力食疗方可扶正助阳，改善症状，有助于战胜疾病，祛邪外出。

【激活免疫力食方】

虫草花蒸肉：虫草花10g，猪瘦肉100g，公鸡肉50g，鸡蛋1个，清汤、调味品适量。将猪瘦肉、公鸡肉洗净，剁烂，

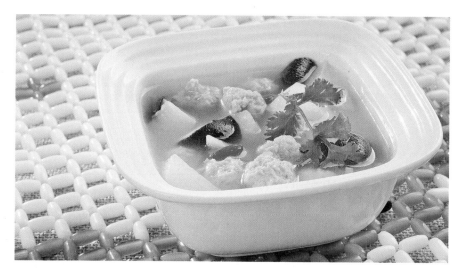

加蛋清、葱花、姜末、食盐、料酒、味精、酱油各适量拌匀，置碗中，摆上虫草花，加清汤少许，盖严，放入锅中，蒸熟即可。可补阳益阴。

二子苁蓉羊肉汤：枸杞子30g，韭菜子、肉苁蓉、核桃仁各20g，山药150g，羊肉500g，羊脊骨1500g，调味品适量。将羊肉洗净，切块；羊脊骨洗净，捶破；山药去皮，洗净，切块。羊肉、羊脊骨、山药同入锅中，加清水适量，武火烧沸后，调入葱、姜、盐、料酒等，文火炖至羊肉烂熟后即可。可补益肝肾，滋阴壮阳。

苁蓉鱼肚鸡肉汤：肉苁蓉15g，鱼肚50g，母鸡1只，调味品适量。将肉苁蓉洗净，切细；鱼肚发开，洗净，切片；母鸡去毛杂，洗净。纳肉苁蓉、鱼肚于鸡腹中，鸡置碗中，加调味品等，上笼蒸熟，每周2剂。可温阳益肾，补阴助精。

百莲羊肾汤：百合、莲子各10g，羊肾2枚，羊肉500g，调味品适量。将羊肾去臊腺，洗净，切片；羊肉洗净，切块。食材同入锅中，加清水适量煮沸后，调味，煮至羊肾、羊肉熟后食用，每日1剂。可温阳补肾，养阴生精。

第五章

四季提高免疫力食疗方

Chapter 5

一、春季提高免疫力食疗方

春季，四季之一。在中国，传统上认为春季开始于立春（2月3日至5日之间），结束在立夏（5月5日至7日之间）。另一种划分方法是依据气温变化划分，以候平均温度（连续5天气温的平均）为划分依据，候平均温度从10℃以下稳定升到10℃以上时开始进入春季，当候平均温度高于22℃时意味着春季的结束夏季的开始。

《饮膳正要》指出："春气温，宜食麦以凉之。"唐代医学家王冰也有"春宜凉"之说。肝主春令，春季阳气生发，故饮食调理当固护人体初生之阳气，注意养肝。宜多食鸡、羊、猪等动物的肝脏及时令蔬菜，忌过食寒凉而腻胃滞脾之品。葱、姜、韭黄等是补肝益阳佳品，可以多吃。菠菜舒肝养血、大枣养肝健脾，可常吃。此外，还要注意补充微量元素硒，多吃含硒丰富的食物，如海鱼、海虾、牛肉、鹌鹑肉、鸡蛋、芝麻、枸杞及苗、黄花菜等，以提高机体免疫力，以助养肝。

【激活免疫力食方】

韭黄炒羊肝：韭黄150g，羊肝100g，调味品适量。将韭黄洗净，切段；羊肝洗净，切片，加酱油、淀粉拌匀。锅中加适

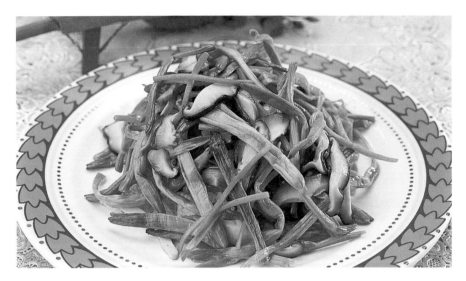

量油，放入羊肝翻炒，炒至变色后，下韭黄及葱、姜、花椒粉等，炒至熟后，加入食盐、味精调味即可。可养肝益肾。

黄花菜炒香菇：黄花菜30g，鲜香菇250g，调味品适量。将黄花菜泡发，洗净；鲜香菇洗净，切片。油锅烧热，放入黄花菜、香菇翻炒，待熟时加入调味品即可。可养肝益肾，宁心安神。

龙眼猪肝羹：龙眼肉10g，鸡蛋2个，猪肝100g，淀粉、调味品适量。猪肝洗净，切片，加酱油、淀粉拌匀。将处理好的猪肝放热油锅中炒至变色后，下龙眼肉及清汤适量，煮沸，调入葱、姜、花椒、料酒等，煮至肝片熟后，打入鸡蛋搅成蛋花汤样，放食盐调服。可补益肝血，明目滋阴。

枸杞苗猪肝汤：枸杞苗、猪肝各150g，调味品适量。将枸杞苗洗净；猪肝洗净，切片，加酱油、淀粉调匀。锅中加适量清水煮沸后，下肝片、枸杞苗及葱、姜、花椒、料酒等，煮至肝片熟后，放食盐调服。可养肝益精，补气生血。

芝麻兔肝片：芝麻、兔肝、调味品各适量。将兔肝洗净，煮熟，切片。用芝麻和其他调味品调制蘸料，将兔肝片蘸调料食用。可补肝明目。

酸菜鱼火锅：酸菜150g，鱼片250g，冻豆腐500g，冬菇200g，鸡清汤、调味品适量。酸菜切段，冻豆腐、冬菇洗净、切块。将酸菜放入锅中，加清水及葱、姜、花椒适量煮沸后，下鱼片、冻豆腐、冬菇，以及鸡清汤、食盐、味精等。煮至鱼片熟后即可食用。可疏肝补血。

香椿鸡蛋：香椿、鸡蛋、调味品各适量。香椿洗净、切碎，打进几个鸡蛋，加适量食盐拌匀。锅中加油烧热，倒入香椿鸡蛋液炒熟即成，每日1剂。可疏肝健脾开胃。

佛手兔肉丝：佛手、兔肉、调味品各适量。佛手洗净，切丝；兔肉洗净，切丝。将兔肉丝放入热油锅中翻炒，待熟时，下佛手、调味品，炒熟即成。可疏肝健脾。

柚蜜饮：柚子1个，蜂蜜适量。将柚子去皮切碎，榨汁，加入蜂蜜调匀饮服，每日1～2剂。可疏肝健脾。

枳壳炒瘦肉：枳壳15g，猪瘦肉150g，淀粉、调味品适量。将枳壳洗净，煎取浓汁，加淀粉等勾芡备用。猪肉洗净，切丝，放入热油锅中翻炒，待熟时，下枳壳、调味品，炒熟即成。可疏肝健脾，开胃消食。

二、夏季提高免疫力食疗方

夏季，是四季之一。在中国，夏季从立夏(5月5日至7日之间)开始，到立秋(8月7日至9日之间)结束。从气候学意义上讲，当连续5天平均温度超过22℃时夏季开始，直到5天平均温度低于22℃时结束。

夏季阳气盛，宜吃清淡易消化的食物，宜多选择稀饭、馒头、面条、瘦肉、冬瓜、鸡蛋，以及新鲜蔬菜瓜果等清淡而平和的主副食。少食高糖、高盐、高脂食品。另外，夏天气温高，应注意饮食卫生，防止食物中毒。夏季出汗增多，钾离子的消耗也增加，日常膳食中应增加含钾丰富的食物，可维持水盐平衡，也可预防中暑。夏季出汗增多，耗损津液，应注意补充水分，可适当多吃一些西瓜、甜瓜之类，以消暑利尿、生津止渴；多饮茶，以清暑利湿，提神助消化；多喝些绿豆汤、赤小豆汤、扁豆汤等，以清热解暑、祛烦健脾。汗多时，适量饮些淡盐水，以补充水分和盐分。夏季冷饮品种较多，饮时不宜过量，以免损伤肺脾，引起上呼吸道感染、感染性肠炎、胃脘疼痛，或使胃痛加重。夏季食欲不振，应适当吃些苦味，如苦瓜、苦菜等，能刺激人的味觉神经，使人胃口顿开，增加食欲，还可促进肠胃运动，有利消化。苦味食物对于病毒、癌细胞能产生较强的杀伤力，还可使人产生头脑清晰、舒适、轻松的感觉。

【激活免疫力食方】

薄荷甘草茶：薄荷10g，绿茶5g。将薄荷、绿茶同放入杯中，冲入沸水适量浸泡片刻，频频饮服，每日2剂。可疏散风热，清心利尿。

香椿椒泥：香椿、调味品各适量。将香椿洗净后，放上食盐，爱吃辣椒者也可适量放点辣椒，然后捣烂如泥状，吃

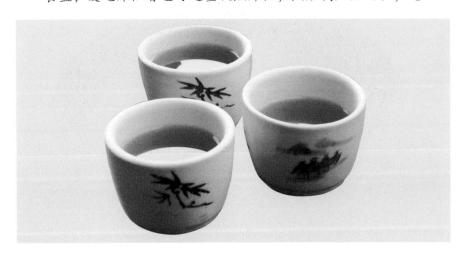

时再放点香油调拌即成。可温中健脾，和胃祛湿。

榨菜肉丝汤：榨菜、西红柿、猪瘦肉、调味品各适量。将榨菜、西红柿洗净，切细；猪瘦肉洗净，切丝，勾芡。锅中放清水适量烧沸后，下榨菜、瘦肉、西红柿及葱姜等调味品，煮熟即成，每日1~2剂。可芳香健脾，和胃除湿。

荷叶二花粥：鲜荷叶1张，荷花1朵，扁豆花5朵，大米100g，白糖适量。将鲜荷叶洗净，切细，水煎取汁，加大米煮粥。待粥熟后，调入二花、白糖，再稍煮片刻即可，每日1剂。可清热解暑、除烦利尿。

清暑益气粥：鲜荷叶1张，西瓜翠衣50g，大米100g，白糖适量。将鲜荷叶、西瓜翠衣洗净，切细，水煎取汁，加大米煮粥。待粥熟后，调入白糖，再稍煮片刻即可，每日1剂。可清热解暑、益气生津。

扁豆花汤：扁豆花50g，猪大骨汤1碗，调味品适量。将扁豆花洗净备用。取猪大骨汤煮沸后，调味，下扁豆花，稍煮片刻即成，每日1剂。可清暑利湿。

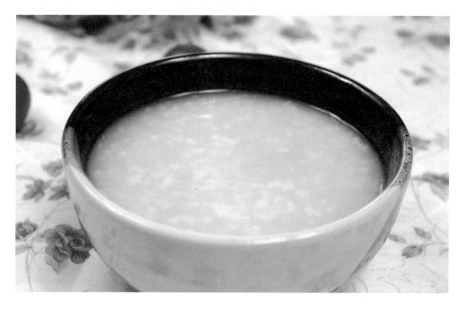

荷叶蒸猪肉：荷叶1张，五花肉150g，调味品适量。荷叶洗净备用；猪肉洗净，切片。猪肉片用葱、姜、花椒等调味品拌匀后，用荷叶包紧，撒上少许香油及清水，上笼蒸熟即可。可清热解暑，利湿除烦。

豇豆粉蒸肉：豇豆、五花肉各100g，米粉及调味品各适量。豇豆洗净，切段；猪肉洗净，切片；米粉用葱、姜、花椒、蒜、料酒、食盐、味精、香油及清水适量调匀后，分别与豇豆、五花肉拌匀，将豇豆置于盘底，猪肉放在豇豆上面，再洒些清水，置笼中蒸熟即可。可清热利湿。

白鸭冬瓜瘦肉汤：白鸭500g，冬瓜1000g，瘦肉150g，荷叶1张，调味品适量。白鸭洗净，切块；冬瓜去皮，洗净，切块；瘦肉洗净，切片。白鸭、冬瓜、瘦肉与荷叶同放锅中，加清水适量炖至鸭肉烂熟后，加食盐、味精等调味即可。可健脾养胃，滋阴清热，解暑除烦。

三豆冬瓜汤：绿豆、赤小豆、白扁豆各50g，冬瓜500g，食盐适量。将冬瓜去皮，洗净，切片。取三豆加适量水煮沸，下入冬瓜，煮至豆熟汤浓，略放食盐调味饮服。可解暑清心，利尿除烦。

三、秋季提高免疫力食疗方

秋季，是四季之一，是由夏季到冬季的过渡季节。在中国，传统上认为秋季从立秋（8月7日至9日之间）开始到立冬（11月7日至8日之间）结束。按照气温变化划分，则炎热过后，5天平均气温稳定在22℃以下时就算进入了秋季，低于10℃时秋季结束。

秋季膳食要以滋阴润肺为基本原则。年老胃弱者，可采用晨起食粥法以益胃生津，如百合莲子粥、银耳冰糖糯米粥、杏仁川贝糯米粥、黑芝麻粥等。此外，还应多吃一些酸味果蔬，少吃辛辣刺激食品，这对护肝益肺是大有好处的。秋季大量瓜果上市，俗话说"秋瓜伤肚"，生食大量瓜果容易引起胃肠道疾病。因此，入秋之后应少食瓜果，脾胃虚寒者尤应禁忌。"秋季进补，冬令打虎"，进补时要注意适量，忌以药代食，提倡食补。秋季食补以滋阴润燥为主，可选食物如乌骨鸡、猪肺、龟肉、燕窝、银耳、蜂蜜、芝麻、核桃、藕、秋梨等。秋季空气干燥，把进补的物品制成汤水服用比较适宜。一般人宜用食补，即选择新鲜的白菜、萝卜、莲藕等加入鱼、肉等做成汤，如花生鸡爪汤、莲藕牛肉汤、菠菜猪肝汤、萝卜排骨汤等。还可食用有利尿解热作用的寒凉类水果，如苹果、雪梨、柑橘、荸荠、葡萄等，可补充多种维生素和微量元素。老年人选择药食两用食物入汤较为适宜，如百合莲子汤、莲子银耳汤、山药莲子汤、贝母雪梨汤、洋参莲子汤等，药补时应做成清汁薄汤，以免腻胃滞脾。同时还需要注意药性的差异，因人而异，如红参偏温、白参偏凉，使用时不可一概而论。只要审慎处之，于提升免疫力大有裨益。

【激活免疫力食方】

蜜饯柚肉：蜂蜜250g，鲜柚肉500g，白酒适量。将柚肉去核，切块，放在瓶罐中，倒入白酒，封严浸闷一夜，再倒入锅中煮至余液将干时，加蜂蜜，拌匀即成，待冷，装瓶备用，随意服用。可润肺养阴、止咳化痰。

猪肺鱼肚汤：猪肺1具，猪肚100g，鱼肚50g，调味品适量。将猪肺、猪肚洗净，切块；鱼肚发开、洗净、切块。猪肺、猪肚、鱼肚同置锅中，加清水适量煮沸后，调入葱、姜、花椒、盐、料酒等，文火炖至烂熟即可，每周2~3剂。可以脏补脏，养阴润肺。

杏梨蜜饮：甜杏仁10g、鸭梨1个，蜂蜜20mL。将梨去皮、核，切片，同甜杏仁加清水适量炖沸后，调入蜂蜜，再煮片刻即成，食梨饮汤，每日1剂。可清肺养阴，化痰止咳。

四、冬季提高免疫力食疗方

冬季，是四季之一，秋春之间的季节。中国传统习惯指立冬（11月7日至8日之间）到立春（2月3日至5日之间）的三个月时间。从气候学上讲，平均气温连续5天低于10℃就算进入了冬季，至平均气温连续5天高于10℃时冬季结束。

冬季气候寒冷，万物凋零，应多食新鲜蔬菜和水果以防维生素缺乏，饮食以高蛋白、高脂肪而又易消化的食物为宜，宜食谷类、羊肉、鳖、龟、木耳等食品，并宜热食，以保护阳气。平素体质虚寒者更应常吃一些御寒食物，如生姜、辣椒、牛肉、羊肉、狗肉、鹿肉等。铁、碘丰富的食物也是冬季饮食的佳选，如海带、海蜇、虾皮、海鱼、动物肝、羊肉、牛肉、黑木耳、动物血等。冬令进补，可滋养五脏，扶正固本，培育元气，以促使体内阳气的升发，增强抵抗力，起到预防瘟疫流行的作用。冬令进补以食补为佳，可根据机体的阴阳盛衰、虚实寒热情况，因人而补。

【激活免疫力食方】

山药鹿肾粥：山药100g，鹿肾1个，大米100g，调味品适量。将鹿肾剖开，去筋膜，洗净，切细。山药去皮，洗净，切块。取山药、大米煮粥，待沸后下鹿肾、葱、姜、花椒、盐等，煮至粥熟即成，每日1剂。可补肾助阳，补益精血。

鹿胶鱼胶粥：鹿角胶、鱼胶各10g，大米100g，白糖适量。将大米淘净，加清水适量煮粥，待沸后调入二胶，煮至粥熟，加白糖调匀食用，每日1剂。可温阳益肾，补益精血。

桃栗羊肾粥：核桃仁10g，栗子肉5个，羊肉100g，大米100g，调味品适量。将羊肉洗净、切细；取大米加适量水煮沸后，下羊肉、核桃仁、栗子，煮至粥熟后，加入葱、姜、盐等调味即可。可补益肾精，温阳散寒。

大枣墨鱼羊肉粥：大枣5个，墨鱼50g，羊肉100g，大米100g，调味品适量。将墨鱼、羊肉洗净、切细。先取大米加适量水煮沸后，下墨鱼、羊肉、大枣等，煮至粥熟后，加入葱、姜、盐调味饮服。可益气补血，温阳散寒。

香叶二茴羊肉汤：香叶5g，大茴香、小茴香各10g，羊肉500g，山药100g，生姜30g，调味品适量。将山药去皮，切片；羊肉洗净，切块；生姜洗净，切片；诸药装入布包。锅中加清水适量，将羊肉、姜片、药包放入锅中，小火炖至羊肉熟烂，去药包，加入调味品调味即可。可温阳散寒，补肾益精。

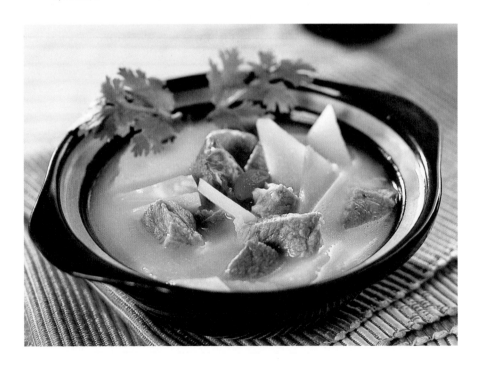

第六章

老年人提高免疫力食疗方

Chapter 6

《黄帝内经》中描述女子"六七,三阳脉衰于上,面皆焦,发始白,七七,任脉虚,太冲脉衰少,天癸竭";描述男子"六八,阳气衰竭于上,面焦,发鬓斑白,七八,肝气衰,筋不能动,天癸竭,精少,肾脏衰,形体皆极,八八,则齿发去"。古代女子42～49岁,男子48～64岁,体质渐衰,脏腑功能、气血生化等均有不同程度的变化,机体抵抗力和免疫力下降。新冠感染为患,也是老年人容易成为重症患者,主要原因是老年人免疫力低下,大多同时患有多种慢性病。老年人若能适时应用饮食疗法,可提高机体抵抗力,改善机体免疫力。

【激活免疫力食方】

五加皮粥:五加皮10g,大米100g,白糖适量。将五加皮择净,放入锅中,水煎取汁,加大米同煮为粥,待熟时调入白糖,再稍煮片刻即成,每日1剂。可补肝肾,益气血,强筋骨。

参芪羊肉粥:党参、黄芪各10g,羊肉、大米各100g,调味品适量。将羊肉洗净、切细;诸药装入布包。羊肉、药包同大米煮为稀粥,待粥熟后去药包,加葱、姜、食盐等调味,再稍煮片刻即成,每日1剂。可补益气血,温肾填精。

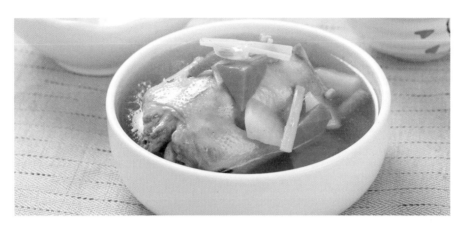

芝麻核桃牛乳粥：芝麻10g，核桃仁15g，牛乳100mL，大米50g，白糖适量。将芝麻、核桃仁炒香、研细；取大米煮粥，待熟后下芝麻、核桃仁、牛乳、白糖，再稍煮片刻即可，每日1剂。可补脾益肾。

五加皮瘦肉汤：五加皮30g，猪肉500g，调味品适量。将猪肉洗净，切块，与五加皮同入锅中，加清水适量煮沸后，下调味品等，煮至猪肉熟后即可，每日1剂。可补益肝肾，益气养血，强筋健骨。

黄精萝卜蒸鹌鹑：黄精10g，鹌鹑1对，白萝卜、胡萝卜各50g，鸡清汤和调味品各适量。将鹌鹑去毛杂，洗净，纳黄精于鹌鹑腹中。鹌鹑置碗中，加白萝卜、胡萝卜、鸡清汤和调味品，盖严，上笼蒸熟即可，每日1剂。可补益肝肾，填精生髓。

人参羊肉汤：人参5g，大枣5枚，羊肉150g，调味品适量。羊肉洗净，切块；人参切片；大枣去核。羊肉、人参、大枣同入锅中，加清水适量煮沸后，下调味品等，煮至羊肉熟后食用，每日1剂。可温阳益气，补肾养精。

蛤蜊丝瓜汤：丝瓜250g，蛤蜊100g，调味品适量。蛤蜊放入淡盐水中吐净泥沙，洗净；丝瓜去皮，洗净，切块。锅置火上，倒入适量植物油，油烧热后加葱花炒出香味，放入丝瓜翻炒断生后，加入适量清水，放入蛤蜊，煮至蛤蜊开壳、丝瓜熟透，加调味品调味即可。可滋阴润燥，利尿消肿。

口蘑烧冬瓜：冬瓜200g，口蘑50g，调味品适量。冬瓜去皮，洗净，切块；口蘑洗净，切片。锅置火上，倒入适量植物油，待油烧热加葱花炒出香味，放入冬瓜和口蘑翻炒。加适量清水，大火煮沸后转小火，冬瓜和口蘑煮熟后调入调味品即可。可利水消痰，清热解毒。

五香麦片粥：燕麦片100g，生花生仁25g，黑芝麻25g。锅置火上，烧热，分别放入花生、黑芝麻炒熟，盛出，凉凉，碾碎；燕麦片淘洗干净。锅置火上，加清水烧沸，放入燕麦片煮成稠粥，撒上碎花生和碎芝麻即可。可补脾益肾，益气养血。

豆腐田园汤：豆腐150g，胡萝卜、玉米笋、西蓝花各50g，调味品适量。豆腐洗净，切片；西蓝花洗净，掰小块；胡萝卜去皮，切片；玉米笋切段。锅中加油烧热，下葱花炒香，加适量水，倒入所有食材。大火煮沸后转小火，炖至熟烂，加调味品调味即可。可疏肝健脾，补气生血。

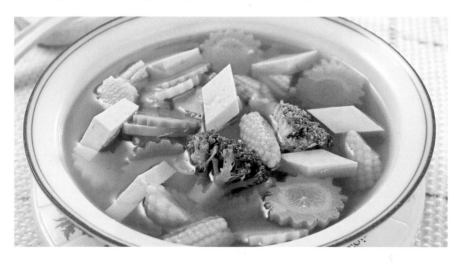

第七章

未成年人提高免疫力食疗方

Chapter 7

一、小儿提高免疫力食疗方

　　小儿为纯阳之体，其生理特点为脏腑娇嫩，形气未充，脏器发育不完善。日常饮食中应注意食物的营养多样，以提高小儿身体的抵抗力和免疫力。小儿生机蓬勃，发育迅速，能量需要多，宜用食物来补充，以适应其蓬勃向上的生长特点。小儿的病理特点表现为发病容易，传变迅速，易趋康复，即小儿容易招致外邪侵袭而发病，尤其是冬春季呼吸道疾病高发时，容易感染发病。在加强调护的同时，使用食物提高机体抵抗力和免疫力，既可补充形体之不足，又有利于预防疾病。但小儿"肝常有余，脾常不足"，故应用时应注意健运脾胃，促进运化，防止碍脾滞胃。

　　【 激活免疫力食方 】

　　太子参炒鳝丝：鳝鱼丝100g，太子参10g，生姜、食盐各适量。将太子参水煎取浓汁；生姜切丝，与鳝鱼丝共炒，而后放入药汁，同炒至熟，加入食盐调味即可，每日1剂。可补益脾肺。

　　黄鳝猪肉黄芪汤：黄鳝1条，瘦猪肉150g，黄芪10g，淀粉、调味品适量。黄鳝去头、杂，切段；猪肉洗净，切丝，勾芡；黄芪装入布包。锅中加适量清水煮沸后，下入鳝段、猪肉和黄芪药包，煮至肉、鱼熟后，去药包，加入食盐调味即可，每周2剂。可补益气血。

黄豆芽炖鲫鱼：黄豆芽100g，鲫鱼1条，调味品适量。鲫鱼去鳞、杂，洗净；黄豆芽洗净，在沸水中焯烫一下，捞出沥干。锅置火上，加适量植物油烧热，放入鲫鱼，小火煎至鱼两面金黄，倒入适量清水，下入黄豆芽，煮沸后转中小火，煮10分钟即可。可补中益气，健脾开胃。

虾蛋：虾米1g，鸡蛋1个。将鸡蛋顶端钻一小孔，纳入虾米，拌匀，外用湿纸粘严，蒸熟食用；或将鸡蛋调入碗中，纳入虾米拌匀，置热油锅中煎炒至熟，或蒸熟食用，每日1剂。可健脾益气。

胡萝卜炒豆腐：胡萝卜200g，豆腐100g，调味品适量。将胡萝卜洗净，切丝；豆腐用凉水冲洗干净，压碎备用。将胡萝卜丝放入沸水中焯熟，捞出沥干水分。锅置火上，加入适量植物油烧热，放入豆腐炒香，下入焯熟的胡萝卜丝，加入调味品调味即可。可润肠通便，补气养血。

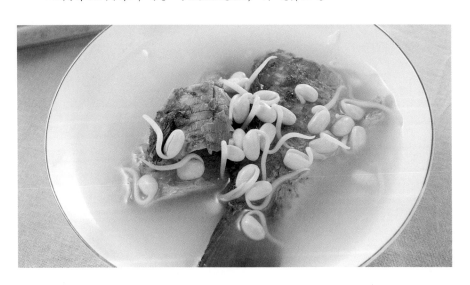

　　青瓜腰果虾仁：黄瓜250g，虾仁150g，腰果、胡萝卜各50g，调味品适量。将黄瓜去皮和瓤，洗净，切丁；胡萝卜去皮，洗净，切丁。腰果下油锅中炸熟，捞出沥干油备用。锅中加适量水，烧开后放入虾仁，稍焯水后捞出。另起锅置火上，加入适量油烧热，倒入黄瓜、腰果、虾仁、胡萝卜，大火翻炒至熟，加入调味品调味即可。可健脾益气，润肺利咽。

　　竹荪菌菇芦笋：水发竹荪100g，蟹味菇100g，芦笋150g，淀粉、调味品适量。蟹味菇洗净，去除根部；竹荪、芦笋洗净，切段。锅置火上，倒入适量清水烧沸，分别放入竹荪、蟹味菇、芦笋焯水，捞出凉凉，沥干水分。将焯好的食材摆放在盘中。锅置火上，倒入适量清水烧沸，加调味品、水淀粉制成味汁，淋在摆好盘的食材上即可。可化痰理气，滋阴健脾。

二、青少年提高免疫力食疗方

　　青少年时期生长发育迅速，代谢旺盛，此时不仅是长身体的最佳时期，也是长知识的最佳时期。无论是中、小学生，还是大学生，每天都沉浸在知识的海洋里，精神高度紧张，容易使大脑调节失常而出现失眠、多梦、记忆力下降、精力不集中等症状。此外，青少年课余活动量大，出汗较多，能量消耗明显高于生理需求量。因此，调补重在摄取足够的饮食与营养。从调节大脑的角度讲，中医认为：脑为髓海，肾主藏精，主发育，精能生髓，而肾精又赖水谷精微的补充，摄入充足的饮食，是保证大脑正常运转的物质基础。加之青少年发育迅速、消耗增多，在各种营养素的搭配上，应优于成人。提高免疫力食疗方应以益气养阴、补脾宁心、滋补肝肾、健脑宁神为主。

【激活免疫力食方】

核桃大豆粥：核桃仁30g，大豆10g，大米100g，调味品适量。取大米、大豆、核桃仁煮粥，待熟后调入葱、姜、盐等，稍煮即可，每日1剂。可健脑益智。

清蒸鱼头：胖头鱼头1个，火腿片、肥猪肉片、香菇片、调味品各适量。先将胖头鱼洗净，剖为两片，放在盘内，摆上火腿片、肥猪肉片、香菇片，调入黄酒、米醋、食盐等调味品，上笼蒸熟即可，每日1剂。可健脾益气，健脑宁神。

羊排海带汤：羊排250g，海带100g，调味品适量。将羊排洗净，剁块；海带洗净，切块。锅中放适量水烧热，将羊排放入锅中，烧沸后关火，捞出羊排。另起锅加水，放入羊排，大火烧开后转小火煮1~1.5小时，加入海带，煮至海带熟，加入调味品调味即可。可强健筋骨，清热生津，消食化痰。

猪爪鱼肚四片汤：猪爪2只，鱼肚10g，熟咸水鸭片、草鱼片各100g，熟猪肚片、熟猪肝片各50g，白菜及调味品适量。将鱼肚发开，切片；猪爪洗净，剁块；白菜洗净。猪爪

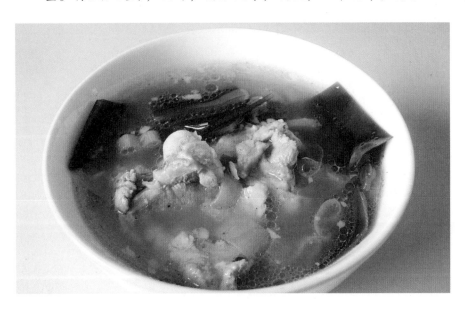

置锅中，加清水适量煮沸后，纳入葱、姜、料酒等，煮至六成熟时，调入鱼肚及"四片"，煮熟，下白菜，加入食盐调味，稍煮即可，每日1剂。可益气养血，健脾补肾。

三丝蛋卷：鸡蛋3个，猪瘦肉、胡萝卜、黄瓜各50g，淀粉、调味品适量。胡萝卜、黄瓜去皮，洗净，切丝；猪瘦肉洗净，切丝；鸡蛋磕入碗中，加适量淀粉搅匀。将肉丝放入开水锅中焯熟，捞出沥干。蛋液倒入热油锅中，摊成蛋皮。熟肉丝、胡萝卜丝、黄瓜丝加调味品拌匀，蛋皮摊开，放入拌匀的三丝，卷成蛋卷，切段即可。可健脑益智。

番茄炖牛肉：番茄1个，牛肉100g，调味品适量。番茄洗净，去皮，切块；牛肉洗净，切块。锅置火上，加适量水烧开，将牛肉放入锅中焯水、去腥后捞出。另起锅，加适量植物油和香料炒香，倒入牛肉翻炒，加适量水煮沸后转小火，约煮1小时，下入番茄，加适量调味品，继续炖至食材烂熟即可。可补脾胃，强筋骨，益气血。

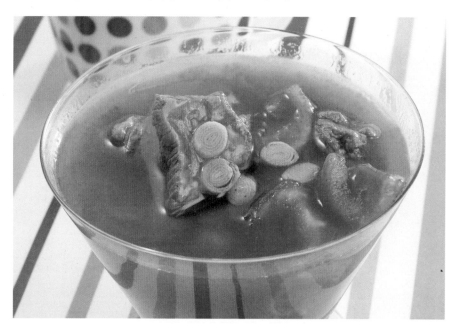

第八章

女子五期提高免疫力食疗方

Chapter 8

女子有经、孕、产、乳等生理功能，均与"血"有关，因此女子易出现气血亏虚的病证，使身体免疫力降低、抵抗力下降，易招致疾病侵袭，应注意预防保养。

一、女子经期提高免疫力食疗方

女子月经的来潮与停止，犹如月亮的盈与亏，潮汐的涨与落，每月一次，周而复始，因而其又有"月信"之称。女子经期气血亏虚，容易招致外邪侵袭，加之一些人体质虚弱、压力过大、房事不节、生育过多等因素，往往导致经期提前或延后，或前后无定期，经量过多或过少等，提高免疫力食疗方的目的在于补益气血，调摄营养，增强免疫力及抵抗力，使月经按时而至，并可有效改善痛经诸症。

【 激活免疫力食方 】

龙眼鸡汁粥：龙眼肉10g，大米100g，鸡汤适量。将大米淘净，加鸡汤、龙眼肉同煮为粥食用，每日1剂。可滋补气血，安养五脏。

牛乳大枣桑葚粥：牛乳100mL，大枣5枚，桑葚30g，大米100g，白糖适量。将大米淘净，同大枣及桑葚煮粥，待煮

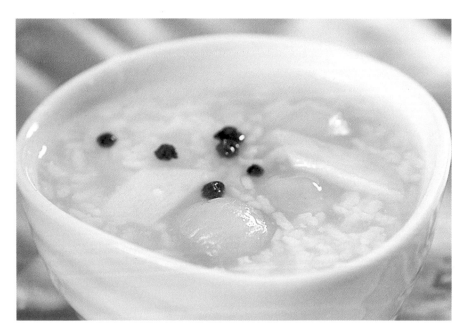

至半熟时，调入牛乳，煮至粥熟，加白糖调味即可，每日1剂。可补气血，健脾胃。

胡麻仁牛乳蜜粥：胡麻仁15g，牛乳100mL，蜂蜜30mL，大米100g。将胡麻仁炒香研末备用。先取大米淘净，加适量清水煮粥，煮至半熟时，加入牛乳、蜂蜜，煮至粥熟，纳入胡麻仁，稍煮即成，每日1剂。可滋养五脏，润肠通便。

桑葚桂圆山药粥：桑葚、桂圆肉各10g，山药50g，大米100g，白糖适量。将大米淘净，与桑葚、桂圆肉、山药一同煮粥，待煮至粥熟，加白糖调味即可，每日1剂。可补脑安神，滋养肝肾。

归芪羊肉鸡：当归10g，黄芪30g，羊肉1000g，母鸡1只，调味品适量。将母鸡去毛杂，洗净；羊肉切片；诸药装入布包。将药包与羊肉同置鸡腹中，鸡置锅内，加清水适量及葱、姜、盐等，文火炖至鸡肉烂熟，去药包，每周1~2剂。可滋补精血，补肾益气。

淫羊藿肉丸：淫羊藿15g，猪肉300g，菠菜、清汤、调味品各适量。将淫羊藿加水煎取浓汁约100mL。猪肉洗净，剁碎，加食盐、葱花、料酒、酱油等拌匀；菠菜洗净。锅中放清汤及药汁煮沸后，将肉泥挤成丸子放入锅中，煮沸，下菠菜及食盐，煮沸，再撒上少许葱花即成。可补阳益精，益气养血。

莲藕炖排骨：莲藕、猪排骨各500g，大枣、黄精各10g，老姜1块，调味品适量。将莲藕去皮，洗净，切块；猪排骨洗净，剁块。排骨与大枣、黄精、生姜同放锅中，加清水适量炖至排骨熟后下入藕块，待熟时加入调味品即可。可补中益气，强健筋骨。

虾米银鱼炖母鸡：虾米、银鱼、黑木耳各15g，母鸡1只（约1500g），调味品适量。母鸡宰杀后去毛杂，洗净，留鸡血备用；虾米、银鱼、黑木耳发开，洗净，沥干水分，放入鸡腹中。将鸡置砂锅内，放入适量的调味品和清水，先用大火烧沸，然后改用小火煨炖，直至鸡肉烂熟。将鸡血切块，倒入砂锅中，加调味品调好味，再煮片刻即成。食时可分餐食用，吃肉饮汤。可补血、益气、活血。

归参山药猪腰：当归、党参、山药各10g，猪腰500g，调味品适量。猪腰切开，剔去筋膜及肾盏，洗净。当归、党参、山药洗净，装入干净布袋内，扎紧口，与猪腰同放锅内，加适量清水，慢火清炖至猪腰熟透。捞出猪腰，冷后切成薄片，放在盘子里，加调味品拌匀即成。可补血、益气、补肾。

二、女子孕期提高免疫力食疗方

女子自受孕起，生理机能便发生重大变化，由于胎儿的生长，母体血容量的增加，乳房、子宫的增大，营养的需求量大大增加。若营养不足，对胎儿的生长、发育会产生不良影响，严重的可导致流产、早产、难产、死产、胎死腹中等，根据不同妊娠期的不同特点，选择符合孕妇饮食喜好的提高免疫力食疗方，可促进胎儿的生长发育和母体健康。

妊娠早期，由于妊娠呕吐，不能进食、进水，有些孕妇易发生体液失衡和代谢障碍，严重影响营养物的摄取，此时应尽量选择清淡易消化的食物，并尽量满足孕妇的饮食喜好。妊娠中后期，胎儿发育迅速，应选择富含蛋白质、钙及维生素的食物，如鱼、肉、蛋、豆制品、海产品、肉骨汤及各种新鲜蔬菜等。在照顾饮食喜好的同时，要避免偏食，糖和脂肪摄入过多易使胎儿巨大，导致难产或产后出血；饮食不宜过咸，以免引起水肿。

【激活免疫力食方】

砂仁藕粉：砂仁1g，藕粉30g，白糖适量。将砂仁研为细末，与藕粉、白糖同放入碗中，加开水适量调匀即可，每日1次。可醒脾和胃，理气止呕，防治妊娠呕吐。

阿胶莲子粥：阿胶10g，莲子20g，大米50g，白糖少许。将大米、莲子加适量清水煮粥，待熟时调入捣碎的阿胶，再稍煮片刻即可，每日1剂。可补血滋阴，止血安胎。

虾仁豆奶：虾仁、青豆各15g，芝麻10g，牛奶150mL，白糖适量。虾仁、青豆炒熟研末，芝麻炒香。将牛奶煮沸，放入虾仁、青豆、芝麻，调入白糖，煮沸饮服，每日1剂。可健脾和胃，补益五脏，强身健体，还可防治妊娠呕吐，补充蛋白质、维生素、钙、铁等营养成分。

枣菇蒸鸡：鸡肉150g，红枣10g，猴头菇、紫菜、调味品各适量。鸡肉洗净，切成肉条，与猴头菇、紫菜、红枣放入碗内，加入调味品拌匀，上笼蒸熟后取出，用筷子拨开，

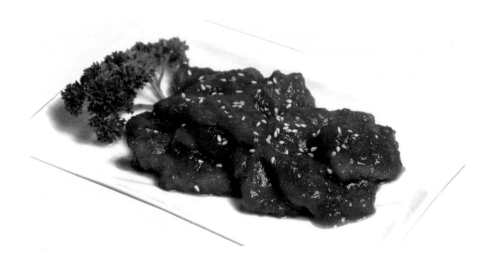

摊入平盘，淋上芝麻油即成。可养血补血。

酱汁牛柳：牛里脊肉200g，淀粉30g，酱汁10g，调味品适量。将牛里脊肉洗净后切薄片，用淀粉和调味品腌制。锅中加适量油，烧至七成热，放入牛里脊肉片，炸至金黄色并捞出装盘，浇上酱汁即成。可提升孕期免疫力，预防孕期贫血，补血益气，强筋健骨。

猪肝山药汤：猪肝、山药、菠菜、淀粉、调味品各适量。猪肝洗净、切片，用酱油、淀粉腌渍片刻；山药去皮，洗净，切片；菠菜洗净。锅中放适量鸡汤煮沸后，下猪肝片、山药片及葱、姜、料酒等，煮至熟后，下菠菜及食盐，再稍煮片刻即可。可养肝益肾，补血滋阴，还可补充蛋白质、多种维生素及矿物质，并防治妊娠贫血。

杜仲砂仁炖猪肾：杜仲10g，砂仁5g，猪肾1对，调味品适量。先将杜仲、砂仁装入布包；猪肾去筋膜、洗净、切块，与药包同置锅中，加清水适量煮熟后，去药包，加入食盐调服，每日1剂。可补肾安胎，预防先兆流产、胎动不安及习惯性流产等。

三、女子产褥期提高免疫力食疗方

产褥期（分娩至产后6周左右）妇女，由于产后失血，元气大亏，加之哺乳，故要补充大量营养，以促进产妇身体早日恢复健康，并利于婴儿的生长发育，民间素有"产后宜补"之说。同时，产时失血，机体抵抗力下降，又易招致各种疾病侵袭，故民间又有"月子里的病月子里治"之说。产后第一周，由于生产时体力消耗过大，易致脾胃运化受损，故产后饮食宜清淡易消化，不宜过度肥腻辛香，以免腻胃滞脾；同时切忌生冷，以免损伤脾阳。待身体基本康复，即可增加蛋白质及其他营养物质的摄入。选择适宜的提高免疫力食疗方，可促进母体康复、母婴平安，有利婴幼儿生长。

【激活免疫力食方】

牛乳燕窝汤：牛乳150mL，燕窝5g，白糖或红糖适量。将燕窝发开、洗净，同牛乳煮沸，待熟时调入红糖或白糖，再稍煮片刻即成。可养阴补血，润肺生津，可补充产时的体力消耗，促进身体康复。

洋参牛乳汤：西洋参5g，牛乳100mL，白糖或红糖适量。将洋参研为细末，冲入煮沸的牛乳中，白糖或红糖调味饮服。可益气养阴，有利于防治产后血晕，促进子宫收缩，恶露下行。

桂圆红枣鸡汤：公鸡1只，桂圆肉、红枣、调味品各适量。公鸡去毛杂，洗净，切块。桂圆肉、红枣洗净，备用。锅中加适量水，大火烧开，放入鸡块焯水后捞起。砂锅加适量水，放入焯好的鸡块、桂圆肉、红枣，大火煮开后转小火炖煮，煮至鸡肉熟烂，加调味品调味即可。可补中益气，养血通乳。

红参牛肉汁：红参5g，牛肉500g，红糖适量。将红

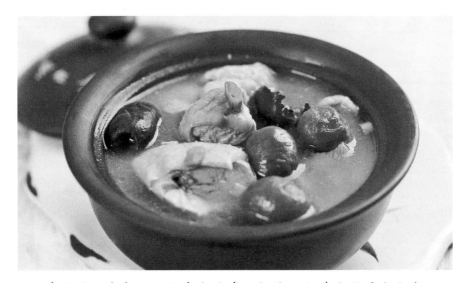

参研为细末备用。取牛肉洗净、切块，加清水适量文火煮约3小时，去渣取汁，纳入红参粉、红糖煮沸饮服，每次50~100mL，每日2~3次。可大补元气，益气固脱，有效防治产后血晕，有利子宫收缩。

参芪鸡汤：党参15g，黄芪30g，鸡汤1000 mL。先将鸡汤去表面浮油，纳入党参、黄芪再煮10~20分钟，去渣取汁，频频饮服，不拘时。可补气生血，防治产后血晕，消除疲劳，恢复体力，增强体质。

归芪猪蹄汤：当归15g，黄芪30g，猪蹄1000g，调味品适量。先将当归、黄芪装入布包，猪蹄洗净、剁块，同置锅中，加清水适量煮至猪蹄熟后，去药包。放入葱、姜、盐、味精等调味即可。可益气养血，活血通络。可促进产后子宫复旧、恶露下行，并可促进乳汁分泌。

二草排骨汤：虫草、萱草（黄花菜）、猪排骨、调味品适量。将"二草"洗净，备用。猪排骨洗净、剁块，炖熟后加二草、葱、姜、盐等，再稍煮片刻即成。可补益气血，通络下乳，解郁安神，防止产后缺乳、失眠、忧郁等。

芝麻核桃炒瘦肉：芝麻、核桃仁、猪瘦肉、调味品各适量。将芝麻、核桃仁炒香备用；猪瘦肉洗净，切细。锅中加适量油烧热，放入猪瘦肉翻炒，待熟时加入芝麻、核桃仁、调味品等，炒香即成。可益气养血，宁心安神，润肠通便，防止产后失眠、大便秘结。

丝瓜鲫鱼汤：丝瓜200g，鲫鱼1条，调味品适量。鲫鱼去除鳞、杂，洗净，两面斜切几刀；丝瓜去皮，洗净，切块。锅中加适量油，烧热，将鲫鱼放入锅中，中小火煎至鱼两面金黄，倒入适量温水。大火煮至鱼汤发白，转小火煮10分钟左右，放入丝瓜煮熟，加调味品调味即可。可益气健脾，通调乳汁。

南瓜百合汤：南瓜300g，干百合10g，枸杞10g，冰糖20g。南瓜去皮、瓤，洗净，切小块；干百合泡发，洗净。锅中加适量水，放入南瓜、百合、枸杞，大火煮开，转小火炖至南瓜熟烂，加入冰糖调味即可。可润肠通便，补中益气。

红烧归芪牛肉：当归10g，黄芪30g，牛肉300g，大茴香、小茴香和调味品适量。牛肉洗净，切块；大茴香、小茴香装入布包。锅置火上，加适量清水煮沸，放入牛肉焯水去腥后捞出。将焯好的牛肉、当归、黄芪、药包一同放入砂锅内，加适量水，大火煮开后转小火炖煮，炖1小时左右至牛肉熟烂，加调味品调味即可。可益气养血，催乳通络。

四、女子哺乳期提高免疫力食疗方

哺乳期饮食与孕期饮食基本相同，且更要重质增量，若哺乳期妇女营养不良，势必影响母乳的分泌而影响婴儿的生长发育。据研究，人乳的营养价值极高，最有利于婴儿的生长发育。母乳进入婴儿胃中，所形成的凝块小，而且所含的挥发性脂肪酸少，对婴儿的胃肠刺激小，有利于胃肠的消化吸收。尤其是初乳，含有丰富的免疫球蛋白，可提高婴儿的免疫力，以及对细菌、病毒的抵抗力。为了保证乳汁正常分泌，哺乳期妇女饮食应多样化且易于消化。若乳汁分泌不足，应考虑增加催乳膳食，如果是气血不足致使乳汁分泌减少，则应调补气血，若单纯催乳，往往难以获效。

【 激活免疫力食方 】

鲫鱼瘦肉粥：猪瘦肉100g，鲫鱼1条，大米100g，淀粉、调味品适量。将猪肉洗净，剁烂，加葱、姜、盐、料酒、淀粉适量拌匀备用。鲫鱼去鳞、杂，水煎取汁，加大米、猪瘦肉煮粥，调味后食用。可补中益气，健脾开胃，养血下乳。

虾米银鱼瘦肉粥：虾米、银鱼各15g，猪瘦肉100g，大米100g，淀粉、调味品适量。将猪肉洗净，剁烂，加葱、姜、盐、料酒、淀粉适量拌匀备用。虾米、银鱼洗净，同大米、猪瘦肉煮粥，调味后食用。可补中益气，健脾开胃，养血下乳。

黄瓜木耳熘肝尖：黄瓜100g，猪肝150g，木耳10g，调味品适量。木耳泡发，洗净，撕成小朵；黄瓜去皮，洗净，切片；猪肝洗净，切片，加淀粉和调味品抓匀。锅置火上，倒入适量清水，大火烧开后转小火，放入猪肝焯水后捞出。另起锅加适量植物油，烧热后下入黄瓜、木耳翻炒，炒至断生后放入焯好的猪肝，加入调味品、水淀粉勾芡，大火翻炒均匀即可。可补血益气，补肝明目。

鲜虾芹菜粥：大米100g，鲜虾200g，芹菜100g，鸡汤、调味品适量。鲜虾去头、壳、虾线，洗净；芹菜择洗干净，切段。锅置火上，放入适量鸡汤，烧热后放入大米，大火煮

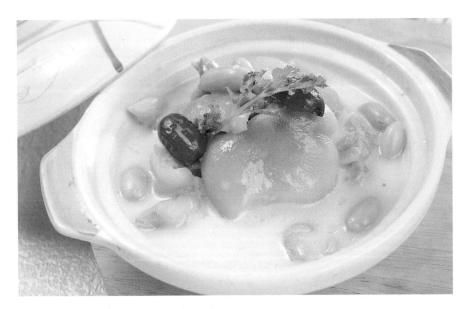

开后转小火，煮至米粒开花，放入虾、芹菜煮熟，加调味品调味即可。可下乳通经，健脾益气。

黑豆鲤鱼汤：黑豆30g，鲤鱼1条，调味品适量。黑豆洗净，浸泡2小时；鲤鱼去鳞、杂，洗净，切块。锅置火上，加适量植物油烧热，放入鲤鱼块，煎黄后取出。另起锅，加适量清水，放入煎黄的鲤鱼块、泡发的黑豆，大火煮沸后转小火，煮至黑豆熟软，加调味品调味即可。可养阴补血，健脾益气。

老鸭炖虫草：老鸭1只，虫草15g，火腿50g，调味品适量。老鸭去毛杂，洗净，切块；虫草洗净；火腿切成薄片。锅置火上，倒入适量清水，大火烧开，放入鸭块焯水去腥后捞出。将焯好的鸭块、虫草、火腿片放入砂锅，加适量清水，大火煮沸后转小火，炖2小时左右，加调味品调味即可。可滋养脾胃，补中益气。

猪蹄花生大枣汤：花生50g，猪蹄1对，大枣20g，调味品适量。将花生、大枣发开，洗净；猪蹄洗净，剁块。猪蹄、花生、大枣同放锅中，加适量清水煮沸后，加入调味品调味，文火炖至猪蹄熟烂即可。可益气养血，催乳通络。

花果瘦肉汤：黄花菜30g，无花果5个，猪瘦肉150g，调味品适量。将黄花菜、无花果发开，洗净；猪肉洗净，切丝。猪肉、黄花菜和无花果同放锅中，加清水适量煮至猪肉熟后，加入食盐、味精、葱、姜调味即可。可益气养阴，养血下乳。

五、女子更年期提高免疫力食疗方

妇女四十九岁左右，月经终止，称为绝经或经断，一些妇女在绝经前后，往往出现一系列不适表现，如经行紊乱、头晕耳鸣、心悸失眠、烦躁易怒、烘热汗出、五心烦热，或浮肿便溏、腰酸骨楚、倦怠乏力，甚或情志异常等等，这些症状往往三三两两，轻重不一地综合出现，有的可延续两三年之久，称为"绝经前后诸证"，亦称"经断前后诸证""更年期综合征"，系由卵巢功能急剧衰退导致性激素分泌下降而出现的不适症状及体征。

中医认为，本病多为妇女绝经前后，肾气渐衰、冲任亏虚、天癸将竭、精血不足、阴阳平衡失调，出现肾阴不足、阳失潜藏，或肾阳虚衰、经脉失于温养，导致脏腑功能失调所致。肾虚是致病之本，由于体质的差异又有肾阴虚、肾阳虚或阴阳俱虚等不同表现，而以肾阴虚最为多见，当以补肾益精，调理阴阳为治。

【 激活免疫力食方 】

浮麦龙眼瘦肉汤：浮小麦30g，龙眼肉10g，猪瘦肉250g，调味品适量。将浮小麦装入布包；猪肉洗净，切片。猪肉、浮小麦包、龙眼肉加水同炖至瘦肉熟后，去药包，加入葱、姜、盐等调味，再稍煮片刻即可。可养阴益气，宁神敛汗。

海参鸡肉汤：海参50g，乌骨母鸡1只，调味品适量。将海参发开，洗净；乌骨鸡去毛杂，洗净，放沸水中氽片刻。将海参、葱、姜、桂皮、食盐等纳入鸡腹中，将鸡放入锅中，文火炖熟后食用。可益气养血，补益肝肾。

地黄饴糖鸡：生地黄、熟地黄、饴糖各100g，乌骨鸡1只。将乌鸡去毛杂，洗净，纳二地黄、饴糖于鸡腹中。将鸡置碗内，上笼蒸熟即可。可补肾填精，益气养血。

凉拌夏枯草：夏枯草鲜嫩茎叶、调味品各适量。将夏枯草茎叶择洗干净，放入沸水锅内焯一下，捞出后用清水冲洗，沥干水，切成段放盘中，加入精盐、酱油、麻油，拌匀即可食用。可疏肝清热，明目安神。

甘麦大枣蜜膏：甘草50g，浮小麦150g，大枣50枚，阿胶、牛皮胶、鱼肚胶各10g，蜂蜜适量。将大枣去核，撕碎备用。取甘草、浮小麦水煎取汁，共煎2次，2次煎取的药汁合并，文火浓缩，兑入等量蜂蜜及大枣、阿胶、牛皮胶、鱼

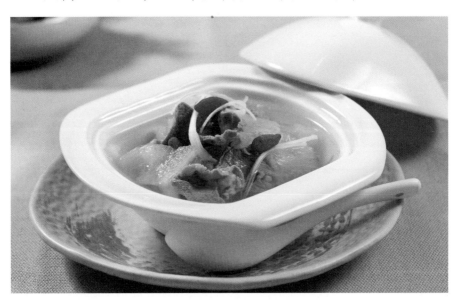

肚胶，煮沸后装瓶备用。每次10～20mL，每日2～3次，开水冲饮或调入稀粥中食用。可养血安神。

二花解郁粥：合欢花、玫瑰花各10g，大米100g，白糖、芝麻各适量。将二花择净，切细，加大米煮粥，待熟后调入芝麻、白糖，再稍煮片刻即可。可养阴益肾，疏肝解郁，养血安神。

二仙羊肉汤：仙茅、仙灵脾（淫羊藿）各15g，羊肉250g，冬瓜150g，枸杞、调味品适量。将仙茅、仙灵脾装入布包；羊肉洗净，切块；冬瓜去皮，洗净，切块。食材和药包同置锅中，加适量清水煮沸后，放入调味品调味，煮至羊肉熟烂后，去药包即可。可温阳补肾。

第九章

男子提高免疫力食疗方

Chapter 9

　　中医认为，肾藏精，主发育生殖，肾精是促进人体生长、发育和生殖的基本物质，是机体生命活动的动力，对机体各种生理活动起着极其重要的作用。

　　精子生成需要营养物质的供给，营养不良或不均衡均会影响精子的生成。营养成分中的胆固醇、精氨酸、锌与生育的关系最为密切。胆固醇是合成性激素的原料，精氨酸是精子形成的必要成分，锌是人体重要的微量元素，精液中的锌含量要比血浆中高百倍。锌还直接参与精子内的糖酵解与氧化过程，保持精子细胞膜的完整性与通透性，维持精子活力。锌缺乏易导致男性睾丸萎缩，精子数量下降，性功能减退，严重者甚至会丧失生育能力。胡萝卜、大蒜、海带、蘑菇、绿豆、鳝鱼、泥鳅、鱿鱼、带鱼、鳗鱼、海参、墨鱼、山药、白果、豆腐及豆皮、鱼肚、洋葱等都有生精的功效，可提高精子数量与质量。备孕男性应尽量避免食用影响生精的食物，如烧烤、碳酸饮料、油炸食品等。香烟中的尼古丁可以杀灭精子，造成精子发育不良、活力低下、畸形。酒精能损伤精子及胚胎的发育，造成男性生育能力减退，并使睾酮合成减慢，影响睾酮的正常代谢，造成男子精液稀少，生殖功能低下。因此，男性应注意戒烟戒酒。

【激活免疫力食方】

鱼肚补肾粥：大枣、龙眼肉、鱼肚各10g，大米100g，调味品适量。将鱼肚发开，洗净，切细，用香油烹炒一下，而后与大米同放锅中，加清水适量，煮为稀粥，待熟时调入葱花、姜末、食盐等，再稍煮片刻即成，每日1剂。可滋补肝肾，育阴潜阳。

鸡肾粥：鸡肾10个，大米100g，调味品适量。将鸡肾洗净，切细。取大米淘净，加清水适量煮粥，待沸后加入鸡肾，煮至粥熟时，加入调味品，再稍煮片刻即成，每日1剂。可养肾温阳。

韭菜炒鹌鹑：韭菜150g，鹌鹑1只，调味品适量。将韭菜洗净，切段备用。鹌鹑去毛杂，洗净，切块，放入油锅中煸炒，调入葱、姜、料酒等调味，待熟时纳入韭菜，炒熟后，加入食盐调匀即可。可温阳补肾，益肾生精。

鹌鹑鱼肚汤：鹌鹑1只，鱼肚30g，桂圆肉、核桃、枸杞、调味品各适量。将鹌鹑去毛杂，洗净；鱼肚发开，切丝。鹌鹑、鱼肚、桂圆肉、核桃、枸杞同入锅中，加清水适量，文火炖至鹌鹑熟烂后，加调味品等调味后食用。可补益肝肾。

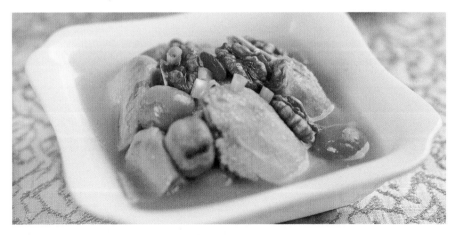

附录 ——————————————————————————————————

一、既是食品又是药品的物品名单（按笔画顺序排列）

丁香、八角茴香、刀豆、小茴香、小蓟、山药、山楂、马齿苋、乌梢蛇、乌梅、木瓜、火麻仁、代代花、玉竹、甘草、白芷、白果、白扁豆、白扁豆花、龙眼肉（桂圆）、决明子、百合、肉豆蔻、肉桂、余甘子、佛手、杏仁（甜、苦）、沙棘、牡蛎、芡实、花椒、赤小豆、阿胶、鸡内金、麦芽、昆布、枣（大枣、酸枣、黑枣）、罗汉果、郁李仁、金银花、青果、鱼腥草、姜（生姜、干姜）、枳椇子、枸杞子、栀子、砂仁、胖大海、茯苓、香橼、香薷、桃仁、桑叶、桑葚、桔梗、益智仁、荷叶、莱菔子、莲子、高良姜、淡竹叶、淡豆豉、菊花、菊苣、黄芥子、黄精、紫苏、紫苏籽、葛根、黑芝麻、黑胡椒、槐米、槐花、蒲公英、蜂蜜、榧子、酸枣仁、鲜白茅根、鲜芦根、蝮蛇、橘皮、橘红、薄荷、薏苡仁、薤白、覆盆子、藿香。

二、可用于保健食品的物品名单（按笔画顺序排列）

人参、人参叶、人参果、三七、土茯苓、大蓟、女贞子、山茱萸、川牛膝、川贝母、川芎、马鹿胎、马鹿茸、马鹿骨、丹参、五加皮、五味子、升麻、天门冬、天麻、太子参、巴戟天、木香、木贼、牛蒡子、牛蒡根、车前子、车前草、北沙参、平贝母、玄参、生地黄、生何首乌、白及、白术、白芍、白豆蔻、石决明、石斛（需提供可使用证明）、地骨皮、当归、竹茹、红花、红景天、西洋参、吴茱萸、怀牛膝、杜仲、杜仲叶、沙苑子、牡丹皮、芦荟、苍术、补骨脂、诃子、赤芍、远志、麦门冬、龟甲、佩兰、侧柏叶、制大黄、制何首乌、刺五加、刺玫果、泽兰、泽泻、玫瑰花、玫瑰茄、知母、罗布麻、苦丁茶、金荞麦、金樱子、青皮、厚朴、厚朴花、姜黄、枳壳、枳实、柏子仁、珍珠、绞股蓝、胡芦巴、茜草、荜茇、韭菜子、首乌藤、香附、骨碎补、党参、桑白皮、桑枝、浙贝母、益母草、积雪草、淫羊藿、菟丝子、野菊花、银杏叶、黄芪、湖北贝母、番泻叶、蛤蚧、越橘、槐实、蒲黄、蒺藜、蜂胶、酸角、墨旱莲、熟大黄、熟地黄、鳖甲。

三、保健食品禁用物品名单（按笔画顺序排列）

八角莲、八里麻、千金子、土青木香、山莨菪、川乌、广防己、马桑叶、马钱子、六角莲、天仙子、巴豆、水银、长春花、甘遂、生天南星、生半夏、生白附子、生狼毒、白降丹、石蒜、关木通、农吉痢、夹竹桃、朱砂、米壳（罂粟壳）、红升丹、红豆杉、红茴香、红粉、羊角拗、羊踯躅、丽江山慈姑、京大戟、昆明山海棠、河豚、闹羊花、青娘虫、鱼藤、洋地黄、洋金花、牵牛子、砒石（白砒、红砒、砒霜）、草乌、香加皮（杠柳皮）、骆驼蓬、鬼臼、莽草、铁棒槌、铃兰、雪上一枝蒿、黄花夹竹桃、斑蝥、硫黄、雄黄、雷公藤、颠茄、藜芦、蟾酥。